Leon Gabriel Riedel

Ich atme. Ich lebe. Ich bin Leon.

Leon Gabriel Riedel

Ich atme. Ich lebe.
Ich bin Leon.

SCHAUINSLAND Edition
im Verlag Tasten & Typen

Kapitelübersicht

Prolog – Gegen alle Wahrscheinlichkeiten

Ich war 14, als die Diagnose Lymphdrüsenkrebs am 30. Juni 2023 mein Leben von einem Moment auf den anderen veränderte. In diesem Augenblick fühlte ich mich leer, als würde die Zeit stillstehen. Alles, was vorher wichtig war, rückte plötzlich in den Hintergrund. Aber eines war mir sofort klar: Aufgeben ist keine Option. Von diesem Tag an hieß es: „Ich gegen den Krebs." Mit viel Glauben, Willen und der Unterstützung meiner Familie und von Freunden ging ich meinen Weg. Tag für Tag, Schritt für Schritt. Heute spiele ich Fußball auf einem Niveau, das ich mir damals nur wünschen konnte. Ich habe nicht nur gegen den Krebs gekämpft, ich habe um mein Leben gekämpft.

Das ist meine Geschichte.

Kapitel 1

Die Diagnose – Nichts ist mehr wie vorher

Der 30. Juni 2023 ist ein Freitag. Ein Tag, der eigentlich ganz normal beginnt und doch alles verändert. Ich war 14 Jahre, die achte Klasse fast geschafft. Nur noch wenige Tage bis zu den Sommerferien. An diesem Morgen stand ich wie immer im Badezimmer. Ich putzte meine Zähne, kämmte die Haare und warf noch einen letzten Blick in den Spiegel. Da sah ich diese Beule am Hals. Nicht groß, aber deutlich. Ein kleiner geschwollener Knoten, der dort gestern noch nicht war.

Ich rief nach Mama. Sie kam ins Bad und sah sich die Stelle genau an. Sie sagte nichts Dramatisches, aber sie war besorgt. Gemeinsam beschlossen wir, die Schule an diesem Tag ausfallen zu lassen. Meine Eltern meldeten mich telefonisch ab und wir machten uns auf den Weg zum Hausarzt. Ich war noch ganz ruhig, innerlich sogar entspannt, dachte: vielleicht ist es nur eine Entzündung, vielleicht ein Insektenstich, irgendwas Harmloses.

Im Wartezimmer saß ich zwischen anderen Patienten, starrte auf die Wände, hörte das Blättern von Zeitschriften, leise Gespräche. Als ich aufgerufen wurde, ging ich mit meinen Eltern ins Behandlungszimmer. Der Arzt untersuchte mich gründlich, tastete die Lymphknoten ab, stellte Fragen. Er wirkte aufmerksam, fast zu aufmerksam. Schließlich sagte er, dass er mich gern in die Klinik überweisen möchte. Nur zur Sicherheit. Er wolle weitere Tests machen lassen, um nichts zu übersehen.

Wir sind direkt in die Kinderklinik gefahren. Schon auf dem Weg hatte ich ein mulmiges Gefühl. Etwas in mir sagte: Das ist mehr als eine Kleinigkeit. In der Klinik wurden wir freundlich empfangen, meine Daten aufgenommen. Ich bekam ein Namensbändchen. Dann gingen die Untersuchungen los: Blutabnahme, Ultraschall, und ich glaube, auch ein Röntgenbild wurde gemacht. Außerdem wurden meine Augen, Ohren und mein Herz kontrolliert. Alles wirkte professionell routi-

niert. Hinter der Routine spürte ich eine bedrohliche Ernsthaftigkeit.
Meine Mama und mein Papa waren bei mir. Wir warteten gemeinsam auf die Ergebnisse. Es dauerte Stunden. Immer wieder wurden wir aufgerufen, mussten in andere Räume, neue Formulare ausfüllen, neue Tests über mich ergehen lassen. Ich sagte nicht viel, ich beobachtete und spürte, wie meine Eltern versuchten, gelassen zu bleiben. Mein Papa wollte mit mir über Fußball reden und mir gleichzeitig Mut machen. Mama hielt meine Hand, lächelte mich an, obwohl ihre Augen etwas anderes sagten.

Am Nachmittag wurden wir in einen kleinen Raum geführt. Mein Papa musste kurz raus, weil er einen Anruf bekam. Also saß ich mit meiner Mama alleine da, als der Arzt kam. Er setzte sich uns gegenüber, sah uns kurz an. Seine Stimme war ruhig, aber bestimmt. „Leon, wir haben Hinweise auf eine Krebserkrankung. Es handelt sich mit hoher Wahrscheinlichkeit um Lymphdrüsenkrebs."

Ich starrte ihn an, verstand die Worte, aber ich konnte sie nicht einordnen. Es war, als würden sie an mein Ohr dringen, aber nicht bis zu mir. Meine Mama drückte meine Hand. Wir sahen uns in die Augen. Ich glaube, wir beide wollten in diesem Moment einfach nur, dass das alles nicht wahr ist. Dass jemand sagt: „Entschuldigung, das war ein Irrtum." Wir nickten, stellten keine Fragen. Es gab auch nichts zu fragen. Wir mussten es einfach erst mal sacken lassen.

Die Rückfahrt war still. Ich schaute aus dem Fenster, ohne wirklich etwas zu sehen. Mein Kopf war leer, mein Herz schwer. Zu Hause angekommen, ging ich direkt in mein Zimmer, schloss die Tür und ließ den Tränen freien Lauf. Ich weinte nicht laut. Es war ein leises, inneres Weinen.
Ein Weinen, das weniger mit Angst zu tun hatte, sondern mit … ich weiß es nicht. Es war einfach zu viel. Ich war nicht wütend. Ich war nicht panisch. Ich war einfach nur total überfordert. Nach einer Weile klopfte es an meiner Tür. Ein befreundeter Arzt kam vorbei.

Er setzte sich zu uns, sprach ruhig, sachlich, verständlich. Er erklärte, was Lymphdrüsenkrebs bedeutet, dass die Heilungschancen gut seien, dass ich jung sei, dass ich kämpfen könne. Und zum ersten Mal fühlte ich so etwas wie Hoffnung. Nicht weil ich es begriff, sondern weil jemand da war, der es wusste und mir Mut machte. Am Abend gingen wir noch essen.

Asiatisch. Ich weiß nicht mehr genau, was ich bestellt habe. Aber ich weiß noch, wie sich dieser Moment anfühlte. Ein Stück Normalität. Eine Pause vom Ausnahmezustand. Ich lachte sogar einmal.

Für einen Moment vergaß ich, was am Nachmittag passiert war. Ich hatte es nicht verdrängt, aber ich ließ es auch nicht alles einnehmen. Um die Situation ein wenig aufzulockern, fuhren wir übers Wochenende nach München. Das tat mir mental sehr gut. Mein Körper war jedoch total am Ende, der Krebs hatte schon seine Spuren hinterlassen. Und die anstrengende Behandlung hatte noch nicht einmal angefangen.

In den Tagen danach veränderte sich vieles. Ich musste zu weiteren Untersuchungen. Termin folgte auf Termin. Blutwerte, Biopsien, Gespräche mit Fachärzten. Biopsie? Als ich das Wort Biopsie zum ersten Mal gehört habe, wusste ich nicht einmal, was das bedeutet. Ich war verunsichert, irgendwas stimmte mit meinem Lymphknoten nicht. Aber keiner konnte mir genau sagen was. Dann erklärten mir die Ärzte, dass sie Gewebe herausnehmen müssen, um es untersuchen zu können. Stück für Stück wurde entnommen.
Das war wichtig, um herauszufinden, wie schlimm die Krankheit wirklich ist.

Nach der Biopsie begann das Warten. Ich wusste nicht, wie lange es dauern würde. Ein paar Tage, vielleicht eine Woche? Jeder Tag kam mir ewig vor.
Dann das Ergebnis: Es war Krebs und nicht nur das, der Krebs befand sich im Stadium 4. Das war ein Schlag. Ich hatte gehofft, dass es etwas Harmloses ist. Stattdessen war es das Schlimmste, was ich mir vorstellen konnte.

Mein Alltag verwandelte sich in ein medizinisches System. Die Sommerferien rückten näher, aber in meinem Kopf war kein Platz für Ferien. Ich dachte nicht mehr an Fußballspiele oder Ausflüge. Ich dachte an Infusionen, an Behandlungspläne, an Chemozyklen. Trotzdem blieb ich irgendwie ruhig. Vielleicht, weil ich die Tragweite noch immer nicht erfassen konnte.
Nur ganz langsam begann ich, meine neue Realität zu begreifen. Ich war krank. Nicht einfach erkältet oder verletzt. Ich hatte Krebs. Ein Wort, das ich bis dahin nur aus Filmen oder traurigen Geschichten kannte. Jetzt war ich selbst Teil einer dieser Geschichten, nur dass es keine Geschichte war, sondern mein Leben.
Ich begann mich zu fragen, was das für mich bedeutet. Würde ich meine Haare verlieren? Wie lange würde ich im Kranken-

haus bleiben müssen? Könnte ich jemals wieder normal Fußball spielen? In den ersten Tagen versuchte ich, so viel wie möglich über die Krankheit herauszufinden. Ich stellte Fragen, auch wenn ich die Antworten oft nicht verstand.

Ich googelte Begriffe, die ich beim Arzt gehört hatte. Las Erfahrungsberichte von anderen Jugendlichen, die Ähnliches durchgemacht haben. Es war, als wollte ich Kontrolle zurückgewinnen, indem ich so viel wie möglich weiß. Aber Wissen macht es nicht unbedingt leichter. Manchmal machte es mir noch mehr Angst. Und trotzdem konnte ich nicht aufhören zu fragen.

Die erste Nacht nach der Diagnose war schwer. Ich konnte nicht schlafen. Ich lag im Bett und starrte an die Decke. Immer wieder tauchten dieselben Gedanken auf. Was, wenn ich es nicht schaffe? Was, wenn ich meine Freunde verliere? Was, wenn ich für immer verändert bleibe? Ich drehte mich von einer Seite auf die andere. Mein Körper war müde, aber mein Kopf hellwach.

Irgendwann griff ich zu meinem Handy und schrieb einfach drauflos. Keine Nachricht an jemanden, sondern einfach nur

Gedanken. Am nächsten Morgen wachte ich auf und hoffte, es wäre nur ein Traum gewesen. Aber es war keiner. Der Krebs war Realität.

Trotzdem stand ich auf, zog mich an, frühstückte. Ich wusste, dass ich stark sein muss. Für mich selbst und für meine Familie. Ich sah es in den Augen meiner Eltern. Sie litten genauso wie ich, vielleicht sogar mehr. Sie wollten ihren Schmerz vor mir nicht zeigen. Mama und Papa versuchten alles, um mir Halt zu geben, auch wenn sie selbst manchmal wankten.

In den nächsten Tagen erzählten wir es nach und nach den wichtigsten Menschen in unserem Leben. Vor allem meiner Familie und engen Freunden. Jeder reagierte anders. Schockiert, traurig. Viele wollten wissen, wie sie helfen können. Andere wussten nicht, was sie sagen sollen. Ich habe das verstanden. Was sagt man schon zu einem 14-Jährigen, der gerade erfahren hat, dass er Krebs hat? Ich nahm es niemandem übel. Ich war einfach dankbar, dass ich Menschen um mich hatte.
Als ich irgendwann wieder in mein Zimmer zurück bin und mich aufs Bett setzte, fühlte sich alles vertraut und gleichzeitig fremd an. Die Poster an der Wand, mein Schreibtisch, mein

Fußball - alles war noch da. Aber ich war nicht mehr derselbe. Ich fühlte mich älter. Nicht körperlich, sondern innerlich. Es war, als hätte man in meinem Kopf einen Schalter umgelegt. Dinge, die mir vorher wichtig waren, rückten plötzlich in den Hintergrund. Andere Dinge, die ich nie richtig beachtet hatte, wurden zentral. Mir wurde in dem Moment bewusst wie wichtig die Gesundheit wirklich ist. Ein paar Tage später hatte ich das erste Aufklärungsgespräch im Krankenhaus.

Ich erinnere mich noch gut daran, dass wir in einem großen weißen Raum saßen. Der Arzt erklärte uns den Behandlungsplan, wie viele Zyklen Chemo, welche Nebenwirkungen, welche Kontrollen. Ich versuchte alles aufzunehmen, aber vieles rauschte einfach an mir vorbei. Es war zu viel. Zu technisch. Zu endgültig. Ich hörte das Wort „Haarausfall“ und plötzlich war es real. Der Arzt meinte zu mir, dass ich ein Erinnerungsbild von meinen Haaren machen soll. Ich wusste, dass ich mich verändern würde, äußerlich und innerlich. Ich bekam einen festen Termin für meine erste stationäre Aufnahme.
Der Gedanke machte mir Angst. Ich wusste nicht, wie es sein würde, eine Woche oder länger im Krankenhaus zu bleiben. Ich hatte noch nie dort übernachtet. Und jetzt sollte es mein zweites Zuhause werden, für viele Wochen, vielleicht Monate.

Die nächsten Tage waren anstrengend. Ich bekam Infusionen, wurde untersucht, musste viele Fragen beantworten. Mein Appetit ließ nach, ich war müde, mein Körper reagierte auf die Medikamente. Ich versuchte, stark zu bleiben. Ich wollte nicht, dass sich jemand Sorgen macht. „Mir geht's gut", sagte ich oft, auch wenn das nicht stimmte. Irgendwann merkte ich, dass es okay ist, auch Schwäche zu zeigen. Dass es nichts Schlimmes ist, Hilfe anzunehmen. Ich begann, Routinen zu entwickeln: lesen, Musik hören, aufschreiben, was mir durch den Kopf geht. Und ich habe mit den Schwestern über Sportangebote gesprochen.

Denn ich wollte nicht nur liegen. Ich wollte aktiv bleiben, so gut es ging. Ich wusste, dass ich kämpfen muss, nicht nur körperlich, sondern auch mental. Stück für Stück wuchs in mir ein Gedanke: Vielleicht war das hier der Anfang von etwas, das mich stärker macht.

Ich lernte, dass Mut nicht bedeutet, keine Angst zu haben, sondern trotz Angst weiterzugehen. Ich lernte, dass Hoffnung manchmal nur ein kleiner Lichtstrahl ist, aber genau der reicht, um weiterzumachen. Und ich lernte, dass ich mehr aushalten konnte, als ich je gedacht hätte. Ich war nicht mehr nur der Junge vom Fußballplatz. Ich war ein Kämpfer. Obwohl ich noch ganz am Anfang stand, wusste ich: Ich werde diesen Weg gehen. Nicht alleine, aber aus eigener Kraft. Schritt für Schritt.

Am Ende dieser ersten intensiven Phase, noch bevor die eigentliche Therapie richtig begann, hatte ich schon viel über mich gelernt. Ich hatte begriffen, dass entscheidend ist, wie ich mit der Krankheit umgehe. An der Diagnose konnte ich erst einmal nichts ändern, aber an meiner Einstellung. Es war nicht leicht, diese Gedanken zuzulassen. Aber sie gaben mir Kraft. Ich wollte mein Schicksal nicht nur ertragen, ich wollte es mitgestalten. Ich wollte nicht mehr fragen: „Warum ich?“, sondern: „Was kann ich daraus machen?“.

Dieser Tag, der 30. Juni 2023, hatte mein ganzes Leben verändert.

Sieben Dinge,

die du dir jeden Tag sagen kannst

Ich bin genug - genau so, wie ich bin.

Ich darf heute Fehler machen.

Ich muss nicht alles alleine schaffen.

Jeder kleine Schritt zählt.

Heute ist ein neuer Anfang.

Ich habe schon viel überstanden.

Ich bin auf dem Weg - und das reicht.

Dinge, die du dir jeden Tag sagen kannst:

Welche sind dir besonders wichtig?
Es müssen nicht sieben sein.

Du kannst das erste, was dir einfällt, auf diese Seite schreiben!

Kapitel 2

Krankenhausalltag: Leben zwischen Schläuchen und Hoffnung

Ich packte zusammen mit Mama meine Tasche. Jogginghosen, T-Shirts, mein Lieblingskissen, Kopfhörer, ein Buch. Wir versuchten, es pragmatisch zu sehen. Als ich zum ersten Mal in mein Patientenzimmer kam, schlug mir ein ungewohnter Geruch entgegen. Nicht unangenehm, aber fremd. Ich sah das Krankenbett, den Nachttisch, das Fenster mit Blick auf den Innenhof.

Im Zimmer lag schon ein anderer Junge ungefähr in meinem Alter. Wir nickten uns zu, sagten aber nicht viel. Im Laufe der Zeit habe ich mit verschiedenen Jungen mein Zimmer geteilt. Ich fühlte mich fehl am Platz, als würde ich in eine Welt ein-

treten, in der ich nichts verloren hatte. Aber ich wusste: Das hier war jetzt mein Alltag.
Die erste Nacht im Krankenhaus war ungewohnt. Ich wurde regelmäßig geweckt, bekam Medikamente, der Blutdruck wurde gemessen. Ich lag da, starrte an die Decke und versuchte, mich an all das zu gewöhnen. Ich hörte das leise Piepen der Geräte, Schritte auf dem Flur, Flüstern. Ich fühlte mich klein in einem großen System. Aber ich wusste: Ich muss da durch. Ich hatte keine Wahl. Vertrauen ist angesagt.

Das Leben im Krankenhaus war sehr ungewohnt. Ich kam mit meinem Papa ins Zimmer. Er trug meine Taschen, brachte meine eigene Bettdecke mit und übergab meine Datenkarte. Alles wirkte fremd. Nicht bedrohlich, aber anders als alles, was ich bisher kannte. Die Einrichtung war schlicht, aber bunt gestaltet. Es fühlte sich nicht wie zu Hause an, aber es war auch nicht kalt.

Ich war nicht alleine. Anfangs war es komisch, sich den Raum mit jemandem zu teilen, den man nicht kennt. Aber mit der Zeit gewöhnte ich mich daran. Die Geräusche im Zimmer, das Piepen der Infusionsgeräte, das Öffnen der Türen, das

Schleichen der Nachtschwester, das alles war mir nicht mehr fremd.

Im Krankenhaus begann jeder Tag sehr früh. Noch bevor ich richtig wach war, wurde ich von den typischen Geräuschen geweckt. Kurz darauf kam eine Schwester ins Zimmer, meist mit einem kleinen Tablettenbecher in der Hand. Ich musste morgens mehrere Medikamente nehmen. Auch das wurde zur Routine. Danach gab es Frühstück. Brötchen, etwas Belag, ein Joghurt. Das Essen im Krankenhaus kann man sich wie in der Schulkantine vorstellen: Kein Highlight, aber ausreichend.

Ich weiß noch, wie mir die Ärzte zum ersten Mal von einem Port erzählt haben. Ich konnte mir damals nicht vorstellen, was das bedeutet. Ein kleiner Zugang unter der Haut durch den die Medikamente direkt in die Vene geleitet werden. Das klang technisch, fast harmlos. Als der Eingriff anstand, wurde mir klar, was das bedeutete: Es war nicht nur ein Zugang, es war ein Zeichen. Ein Zeichen, dass das hier nicht mit ein paar Tabletten getan sein würde. Dass mein Körper nun dauerhaft mit etwas verbunden war, das nicht zu ihm gehörte.

Ich hatte Angst vor dem Eingriff, auch wenn alle sagten, es sei nur ein kleiner Schnitt. Die Vorstellung, dass etwas in mir bleibt, war schwer zu akzeptieren. Nach der OP hatte ich Schmerzen an der Stelle unterm Schlüsselbein. Der Port war wie ein harter Knubbel unter der Haut: sichtbar, tastbar, ständig präsent. Ich brauchte ein paar Tage, um mich daran zu gewöhnen. Anfangs konnte ich meinen Rucksack nicht tragen, weil der Gurt genau auf diese Stelle drückte. Beim Schlafen musste ich darauf achten, nicht auf der Seite zu liegen. Jedes Ziehen erinnerte mich daran, dass ich krank war.

Und doch: Der Port erleichterte vieles. Kein ständiges Stechen mehr für Blutabnahmen, kein Suchen nach Venen. Die Schwestern konnten Medikamente schnell und schmerzfrei geben. Eine weitere Routine: desinfizieren, einstechen, durchspülen. Irgendwann wurde auch das normal. So wie alles hier irgendwann normal wurde.

Ich habe den Port gehasst und gleichzeitig geschätzt. Gehasst, weil er mir ein Stück Freiheit genommen hat. Sport, schwimmen, enge Shirts – alles war schwierig. Geschätzt, weil er mir Schmerzen erspart hat. Und weil er mir geholfen hat durchzuhalten.

Ich erinnere mich an den Moment, als ich im Bad stand und mich im Spiegel betrachtete. Oberkörper frei, die Narbe frisch, der Port klar erkennbar. Ich sah nicht mehr aus wie der Junge, der ich vorher war. Und doch wusste ich: Das bin ich. Das ist mein Körper. Mein Kampf. Dieser Knubbel unter der Haut, so komisch er auch aussieht, gehört jetzt dazu. Ich begann, ihn nicht mehr zu verstecken. Er war ein Teil der Geschichte, die ich erzählen würde.
Er zeigte mir: Ich bin mittendrin, ich halte durch.

Mit der Zeit veränderte sich mein Blick auf den Port. Anfangs war er ein Fremdkörper, später wurde er fast selbstverständlich. Ich habe zwischen „Port-Tag“ und „Nicht-Port-Tag“ unterschieden. Es war ein gutes Zeichen, wenn er mal nicht gebraucht wurde. Dann fühlte ich mich etwas freier. Ich hatte ihn so lange, dass ich manchmal vergessen habe, wie es vorher war. Erst als der Port entfernt wurde, Wochen nach dem Ende der Behandlung, merkte ich, was das bedeutete.

Die Narbe blieb, der Abdruck unter der Haut auch. Aber die Last war weg. Ich fühlte mich leichter. Gleichzeitig war es seltsam. So viele Monate war der Port ein Teil von mir gewesen, dass er nun fehlte, war fast genauso ungewohnt wie damals,

als er eingesetzt wurde. Heute sehe ich den Port als Symbol. Nicht nur für Krankheit, sondern für alles, was ich durchgestanden habe.

Ich glaube, viele ahnen gar nicht, was es heißt, so ein Teil im Körper zu haben. Was es bedeutet, jeden Tag damit umzugehen – nicht nur medizinisch, auch psychisch.
Es verändert, wie man sich selbst sieht. Aber es kann auch stärken. Mein Port war stumm, aber er hat viel gesagt. Dass ich nicht aufgegeben habe. Dass ich bereit war, alles auf mich zu nehmen. Und, dass ich am Ende nicht nur körperlich durchgekommen bin, sondern auch innerlich gewachsen bin.

Bis dahin war es ein langer Weg …

Die Vormittage im Krankenhaus waren mit Untersuchungen gefüllt: Blutdruck messen, Temperaturkontrolle, Wiegen. Jeden Tag wurde ich gewogen. Ich begann zu verstehen, was meine Werte bedeuteten. Ich wollte wissen, was in meinem Körper vor sich geht. Ich stellte Fragen, hörte zu, lernte.

Manchmal kam eine Lehrerin vorbei. Sie brachte mir Aufgaben aus der Schule mit, kleine Hefte, Arbeitsblätter, auch mal ein Buch. Ich versuchte dran zu bleiben. Nicht, weil ich musste, sondern weil ich es wollte. Ich wollte nicht alles verlieren, was ich mir vor meiner Erkrankung aufgebaut hatte. Auch wenn ich nicht jeden Tag gleich konzentriert war, gab mir der Unterricht ein Stück Alltag zurück.

Am Nachmittag wurde die Station lebendiger. Die Familie besuchte mich. Nicht nur mein Papa, auch meine Mama, meine Schwester, meine Omas, meine Opas, mein Onkel und meine Tante kamen regelmäßig. Jeder brachte auf seine Weise Wärme mit ins Zimmer. Mein Opa erzählte mir lustige Geschichten, meine Schwester brachte Neuigkeiten aus der Schule, meine Mama und Oma hatten etwas Selbstgekochtes dabei, wenn es erlaubt war. Ich freute mich auf jeden einzelnen Besuch. Sie erinnerten mich daran, dass mein Leben draußen weiterging, dass ich nicht vergessen war. Ich hatte das Gefühl, dass ich gleichzeitig hier im Krankenhaus lebte, aber auch irgendwie verbunden blieb mit meinem alten Alltag.

Ich begann, mir kleine Ziele zu setzen. Einmal wollte ich eine Woche lang jeden Tag von meinem Bett, bis zum Fenster, dann bis zur Tür laufen. Daraufhin wollte ich beim nächsten Besuch den Gang entlanglaufen. Ich sprach mit den Schwestern über meine Fortschritte. Auch der Sporttherapeut unterstützte mich. Wir machten einfache Übungen, manchmal mit einem Ball, manchmal nur mit dem eigenen Körpergewicht. Beispielsweise habe ich an einem Tag Liegestütze gemacht und an anderen Tagen Kniebeuge. Es war nicht viel, aber es war Bewegung. Es gab mir das Gefühl aktiv zu sein. Nicht nur behandelt zu werden, sondern selbst etwas beizutragen.

Ich lernte, dass Bewegung nicht nur physisch hilft, sondern auch mental. Ich war stolz auf mich, wenn ich Fortschritte machte, und ich akzeptierte, wenn es mal nicht so gut lief. In meinem Zimmer entwickelte ich feste Gewohnheiten. Ich hatte bestimmte Zeiten für Ruhe, für Musik, für Gespräche. Ich hörte Playlists, die ich vorher zusammengestellt hatte. Manchmal las ich, manchmal schrieb ich ein paar Zeilen in ein Notizbuch. Keine Tagebuchseiten, eher Gedankenfetzen. Dinge, die ich nicht vergessen wollte.

Dann gab es diesen einen Nachmittag, es war einer der schönsten während meiner Zeit im Krankenhaus. Marco Rose, der Trainer von RB Leipzig, kam zu Besuch. Schon ein paar Stunden vorher wusste ich, dass er kommen würde. Die Vorfreude war riesig. Als er ankam, nahm er sich die Zeit,

obwohl er im Fußballgeschäft ständig unter Strom steht. Wir führten gemeinsam ein Interview, bei dem wir beide über Fußball, das Leben und meine Situation sprachen. Danach gingen wir in die Sporthalle und spielten eine Runde Fußballtennis.
Ich erinnere mich noch genau an die Leichtigkeit dieses Moments, als wäre ich für einen Augenblick wieder ganz der Alte. Für mich war es ein Moment voller Freude, der mir Kraft gegeben hat.

Nach dem Abendessen wurde es ruhiger. Die Station wurde stiller, nur wenige Schritte im Flur, die Lichter wurden gedimmt, die Gespräche leiser. Ich mochte diese Stimmung. Ich fühlte mich sicher, wenn alles seinen Gang ging. Auch wenn es nie ganz still war, gab es Phasen, in denen ich einfach nur liegen konnte, ohne gestört zu werden. Ich dachte über vieles nach, plante, was ich nach meiner Entlassung machen würde. Ich wusste, ich muss Geduld haben.

Am Wochenende durfte ich manchmal nach Hause. Diese Tage waren besonders. Ich freute mich auf mein Zimmer, auf mein Bett, auf das Gefühl, nicht angeschlossen zu sein. Ich genoss es, wenn meine Schwester neben mir saß, wenn wir gemeinsam am Tisch aßen, wenn ich kurz vergessen konnte, dass ich krank war. Jedoch mussten wir auch zuhause viel umstellen. Während der Therapie durfte ich nicht im Restaurant essen. Das Infektionsrisiko war zu hoch. Außerdem mussten wir viele Pflanzen aus dem Haus entfernen, weil sich darin Keime verstecken können. Ich durfte mich auf keinen Fall anstecken. Das bedeutete für mich Abstand halten, Maske tragen und ständig desinfizieren. Mein Alltag wurde plötzlich zu einem Ort, der möglichst steril und sicher sein musste.

Aber ich wusste auch: Montag geht es wieder zurück. Das gehörte dazu. Und obwohl ich den Rückweg nie gern antrat, verstand ich mit der Zeit, wie wichtig das war. Das Krankenhaus war nicht mein Zuhause, aber es war ein Ort, der mich durch eine schwere Zeit brachte. Ich sah es nicht mehr nur als Ort der Krankheit, ich kannte mich aus, es war nicht mehr fremd, sondern auch ein Ort der Stärke.
Ich fühlte mich nicht machtlos, sondern geführt. Ich hatte Menschen um mich, die sich kümmerten. Die mich nicht nur als Patienten sahen, sondern als Jungen mit Träumen. Ich begriff, dass nicht jeder Tag gleich gut sein musste. Es reichte, wenn ich weitermache.

Ich lernte, Geduld zu haben. Ich lernte, mir selbst zu vertrauen. Ich wusste, der Weg war für mich bestimmt. Und dieser Weg zählte. Tag für Tag. Schritt für Schritt. Ich wusste nicht, wie lange ich noch im Krankenhaus bleiben würde. Manche sagten Wochen, andere sprachen von Monaten. Ich versuchte, nicht daran zu denken. Stattdessen konzentrierte ich mich auf den nächsten Tag, auf den nächsten Besuch, auf die nächste Mahlzeit. Kleine Etappen waren leichter zu schaffen als der Gedanke an ein großes Ganzes.

Ich begann, die Station besser kennenzulernen. Ich kannte bald nicht nur die Namen der Schwestern, sondern auch die Abläufe der anderen Patienten. Manche waren jünger, manche älter. Manche redeten gerne, andere waren zurückhaltend. Manchmal traf ich einen Jungen auf dem Flur, mit dem ich ein paar Worte wechselte. Es waren keine langen Gespräche, aber es reichte, um sich gegenseitig ein wenig Mut zu machen. Wir wussten, dass wir uns verstehen, ohne alles erklären zu müssen.

Ab und zu spielte ich auch mit anderen Kindern Monopoly. An einem Nachmittag war ich in der kleinen Sitzecke im Aufenthaltsraum. Dort stand ein Bücherregal mit ein paar Kinderbüchern und Jugendromanen. Ich begann, darin zu blättern, aber die meisten interessierten mich nicht.

Nach einer Zeit begann ich, kleine Routinen zu lieben. Ein bestimmter Saft am Nachmittag. Das Gespräch mit der Schwester, die immer gegen 15 Uhr vorbeikam. Ein kurzer Blick aus dem Fenster in den Innenhof.
Ich fing an, mich an den Krankenhausgeruch zu gewöhnen, an das Summen der Geräte, an das regelmäßige Klacken der Schritte. Alles, was mir am Anfang fremd war, wurde zu etwas, das ich akzeptierte.
Nicht, weil es gut war, sondern weil ich stark sein wollte. Ich erkannte, dass Stärke nicht bedeutet, keine Schwäche zu zeigen, sondern weiterzumachen, auch wenn man sich nicht danach fühlt.

Es gab Tage, da fühlte ich mich fast normal. Ich vergaß für einen Moment, dass ich im Krankenhaus war. Ich lachte mit meiner Schwester über eine Kleinigkeit. Ich spielte mit Oma und Opa ein Kartenspiel, das wir früher oft gespielt hatten. Diese Momente waren Gold wert. Sie waren selten, aber echt. Sie halfen mir durchzuhalten.

Wenn ich alleine war, ging ich manchmal die Flure auf und ab. Ich kannte jede Ecke, jede Tür, jedes Schild. Ich konnte mit geschlossenen Augen den Weg zur Untersuchung fahren. Es war kein Zuhause, aber ein Ort, den ich kannte. Das gab mir Sicherheit. Es gab auch diese kleinen, fast unsichtbaren Rituale, die mir geholfen haben, Struktur zu finden. Ich zählte nicht mehr die Tage bis zur Entlassung, sondern die kleinen Erfolge dazwischen. Zum Beispiel, wenn ich eine Woche ohne Fieber war. Aber auch so hatte ich Glück, denn meist blieb es bei leicht erhöhter Temperatur. Nichtsdestotrotz reichte auch das oft, um mich wieder aus dem Alltag zu reißen.

Einmal wurde ich übers Wochenende nach Hause entlassen. Eigentlich ein schöner Moment. Ich war froh, endlich wieder in meinem eigenen Bett zu schlafen, mit meiner Familie am Tisch zu sitzen, einfach wieder zu Hause zu sein. Doch das Glück hielt nicht lange. Schon nach kurzer Zeit stieg das Fieber. Sobald die Temperatur 38 Grad erreichte, war klar: Ich muss zurück ins Krankenhaus. Ohne Diskussion.

Das war das Bittere: Ich konnte mich nie auf diese kleinen Lichtblicke verlassen. Selbst die kurzen Pausen zwischen den Behandlungen waren brüchig und voller Ungewissheit. Es war, als lebte ich ständig auf Abruf. Sobald sich etwas besserte, kam der nächste Rückschlag. Und trotzdem habe ich versucht, in diesen kurzen Momenten das Beste zu sehen. Denn es gab auch die guten Momente, wenn zum Beispiel meine Blutwerte besser waren als gedacht. Ich begann, mir selbst kleine Belohnungen zu setzen: eine Folge meiner Lieblingsserie am Abend, ein neues Kapitel in einem Buch und ein extra Brötchen beim Frühstück. Es war nichts Großes, aber es gab mir Halt.

Einer der wichtigsten Momente des Tages war die Übergabe zwischen den Schichten. Ich hörte genau hin, wie die Schwester der nächsten erklärte, wie es mir ging, was heute war, was morgen sein würde. Es gab mir ein Gefühl von Kontrolle. Als wäre ich ein Teil des Teams. Ich war nicht einfach nur Patient. Ich war ein Mitspieler im Team Gesundwerden.

Abends schrieb ich manchmal Listen. Nicht über das, was schlimm war, sondern über das, was heute gut gelaufen war. Ich nannte sie „Lichtmomente“. Manchmal war es nur ein Lächeln von jemandem. Oder dass ich weniger Schmerzen hatte als erwartet. Diese Momente machten den Unterschied.

Mit der Zeit habe ich nicht nur meinen Körper besser kennengelernt, sondern auch meine Gedanken. Ich konnte immer schneller erkennen, wann ich innerlich abrutschte. Ich habe gelernt, bewusst gegenzusteuern. Mit Musik, mit Gedanken an gute Zeiten, mit inneren Bildern von meinem Comeback. Es war nicht leicht, aber ich wurde immer besser darin. Ich sprach manchmal mit anderen Patienten. Nicht lang, oft nur ein Satz. Aber der reichte. „Du siehst fitter aus als letzte Woche“ oder „Geil, dass du wieder laufen darfst.“ Solche Sätze bedeuten mehr, wenn sie von Menschen kommen, die selbst kämpfen.

Ich lernte auch mit Enttäuschungen umzugehen. Nicht jede Untersuchung brachte gute Nachrichten. Manchmal musste ich wieder länger bleiben als gedacht. Dann saß ich auf meinem Bett, sah aus dem Fenster und ließ die Enttäuschung einfach zu. Früher hätte ich das weggeschoben.
Jetzt war ich einfach traurig und das war okay. Danach atmete ich tief durch, stellte meine Playlist an und dachte: Okay, was kann ich heute trotzdem gut machen?

Die Nächte waren besonders. Wenn das Licht gedimmt war und auf dem Flur nur noch vereinzelt Schritte zu hören waren, hatte ich Zeit über vieles nachzudenken. Ich dachte an mein altes Leben, an das, was ich vermisste, aber auch an das, was ich schon geschafft hatte. Ich stellte mir vor, wie ich wieder auf dem Platz stehe, den Ball fühle, laufe, schieße. Auf dem Rasenplatz. Ein wenig angefeuchtet. Ich wusste, dass ich zurückkommen werde. Nicht sofort. Aber irgendwann.

Manchmal saß ich am Fenster meines Krankenzimmers und beobachtete die Welt draußen. Ich sah Menschen, die vorbeigingen, Mütter mit Kinderwagen, ältere Menschen, Pfleger, Besucher. Alle wirkten, als wären sie in Bewegung, als hätten sie Ziele, Wege, Leben außerhalb dieser Mauern. Ich dagegen war drin. Eingeschlossen nicht durch Schlösser, sondern durch meinen Zustand. Ich war wach, klar. Ich lebte, aber es fühlte sich oft so an, als wäre ich zum Beobachter meines eigenen Lebens geworden. Die Welt draußen war laut, schnell, voller Farben. Drinnen war alles leiser. Kind, nicht ganz gesund, nicht mehr in meinem Alltag, aber auch nicht losgelöst von allem. Es war, als würde man durch eine Glasscheibe schauen. Alles ist da, aber ich bin nicht mehr Teil davon.

Sechs Gedanken für schwere Tage

Ich atme. Ich lebe. Ich bin da.

Es ist okay, müde zu sein – aber ich gebe nicht auf.

Ich darf traurig sein, ohne mich zu schämen.

Ich muss heute nicht alles lösen.

Morgen ist eine neue Chance.

Ich bin stärker, als ich glaube.

Welcher Gedanke gibt dir Kraft an schweren Tagen? Schreibe ihn einfach auf diese Seite.

Kapitel 3

Zwischen Welten – Mein neues Leben im Ausnahmezustand

Manchmal habe ich mich gefragt, ob das Leben draußen genauso weitergeht wie vorher. Ob meine Freunde mich vermissen oder einfach weitermachen. Es war nicht Eifersucht, es war eher ein Gefühl der Entfremdung. Ich spürte, dass ich mich verändert habe. Ich merkte, wie sich meine Wahrnehmung verschoben hatte. Kleinigkeiten gewannen an Bedeutung: ein Sonnenstrahl, ein freundliches Lächeln, ein Vogel am Fenster. Ich lebte in einem Zustand, der für die meisten unsichtbar war.

Wer mich besucht hatte, sah das Krankenhaus. Was sie nicht sahen, war das Gefühl, irgendwo zwischen gestern und morgen zu hängen. Die Zeit im Krankenhaus hatte ihre ganz eigene

Geschwindigkeit. Draußen raste alles weiter: Termine, Schulstunden, Fußballtraining, Freunde, Familienfeiern. Drinnen dehnten sich Minuten zu Stunden.
Besonders in Momenten, in denen ich auf Ergebnisse wartete oder einfach nur dalag. Ich lernte Geduld zu haben, obwohl ich nie darum gebeten hatte. Ich wurde ruhiger, vielleicht sogar ernster. Nicht weil ich es wollte, sondern weil es sich so entwickelte.

Wenn ich durch die Fensterscheibe sah, schien es, als gehöre ich nicht mehr zu diesem Alltag. Doch ich wollte nichts sehnlicher, als wieder ein Teil davon zu sein. Ich fing an, Menschen zu beobachten, ohne sie zu beneiden.
Ich stellte mir vor, wie sie leben, was sie gerade fühlen, wohin sie gehen. Vielleicht war das meine Art, das Leben weiterzudenken, auch wenn ich es gerade nicht mitgehen konnte.

Manche Dinge draußen wirkten so banal, so selbstverständlich. Ein Einkauf, ein Handy-Gespräch, ein Spaziergang. Ich fragte mich, ob die Menschen wissen, wie wertvoll das alles ist. Ich wusste es inzwischen. Ich hatte meinen Alltag verloren, aber nicht meinen Blick dafür. Genau das war der Widerspruch: Ich lebte eingeschränkt und doch sah ich intensiver hin. Ich sah bewusster. Ich hörte anders hin. Ich wusste: Wenn ich zurückkehre, dann mit anderen Augen.

Ich wurde sensibler für Momente. Ein Geräusch, das mich an zu Hause erinnerte. Ein vertrauter Geruch. Ein Foto, das ich immer wieder ansah. All diese Dinge bekamen plötzlich eine enorme Bedeutung. Es war, als würde ich mein eigenes Leben in Zeitlupe erleben. Ich beobachtete es, aber ich war nicht mehr Teil der Szene. Ich war gleichzeitig Hauptperson und Zuschauer.

Manchmal schloss ich die Augen und stellte mir vor, wie es wäre, wieder draußen zu sein. Einfach nur einkaufen gehen. In die Schule. Auf einem Fußballplatz stehen. Ich stellte mir Details vor: das Trikot, den Rasen, das Lachen der Mitspieler. Diese Vorstellungen halfen mir. Es war eine Art mentale Brücke zurück in mein Leben. Ich hing an diesen Bildern, weil sie mich daran erinnerten, dass es weitergehen wird. Dass ich nicht für immer in dieser Zwischenwelt bleibe.

Ich lernte, in zwei Welten gleichzeitig zu leben. Die äußere war das Krankenhaus: strukturiert, technisch, sachlich. Die innere war in meinem Kopf: lebendig, emotional, voller Fragen und vor allem voller Hoffnung. Ich redete mit fast niemandem über diese Gedanken. Sie gehörten nur mir. Und vielleicht war das auch gut so. Es war mein stiller Raum, in dem ich mir erlauben konnte, alles zu denken.

Ich begann, mich selbst neu zu entdecken. Ich war nicht mehr der Junge, der einfach nur Fußball spielte. Ich war nicht mehr der, der Pläne hatte für morgen und übermorgen. Ich war jemand, der lernen musste, im Moment zu leben. Der Stärke darin fand, aufzuwachen, obwohl alles anstrengend war. Der stolz auf sich sein konnte, obwohl er nichts Sichtbares geleistet hatte.

Das war neu für mich. Ich fing an, mich nicht mehr nur über Leistung zu definieren. Ich lernte, dass Durchhalten allein schon eine große Sache ist. Dass es Mut braucht, einfach weiterzumachen. Ohne Applaus, ohne Pokal, ohne Publikum. Ich verstand, dass der größte Kampf oft der ist, den keiner sieht. Dass genau dieser Kampf mich mehr wachsen lässt, als jeder Erfolg davor. Ich habe angefangen, mir neue Fragen zu stellen. Nicht mehr nur: Wann darf ich raus?
Sondern: Was mache ich, wenn ich wieder draußen bin? Wer möchte ich dann sein? Wie möchte ich leben?

Ich stellte mir mein Leben nicht mehr so vor wie früher. Ich wollte es nicht zurückdrehen, ich wollte es neu sehen. Mit mehr Bewusstsein, mit mehr Dankbarkeit. Ich schrieb mir Dinge auf, die ich erleben wollte. Orte, die ich sehen wollte. Menschen, mit denen ich Zeit verbringen wollte. Ich machte Pläne, die nicht groß sein mussten, aber echt waren. Ich wusste, dass ich nicht alles kontrollieren kann. Aber ich konnte entscheiden, worauf ich mich fokussieren will.

Ich habe gelernt, dass Hoffnung nichts mit Sicherheit zu tun hat. Hoffnung ist, wenn du glaubst, dass etwas besser wird, obwohl du noch keinen Beweis dafür hast. Und genau diese Hoffnung hat mich getragen.
Sie war mein Antrieb in einer Zeit, in der vieles stillstand. Ich fing an, mich nicht mehr nur als krank zu sehen. Ich war jemand, der gerade eine Pause macht und nicht aufgibt. Jemand, der sich vorbereitet, auch wenn das Training gerade anders aussieht.

Ich lernte, dass auch langsame Schritte zählen. Auch das Stehenbleiben ein Teil des Weges ist. Ich konnte das nicht immer so deutlich sehen, aber ich spürte es. Jeden Tag ein bisschen mehr.

Diese Zwischenwelt, in der ich lebte, war nicht nur ein Ort, es war ein Zustand.

Ich hatte Zeit. Mehr Zeit, als ich je haben wollte. Zeit zum Nachdenken, zum Erinnern, zum Fühlen. Und doch war es keine freie Zeit. Sie war gefüllt mit Terminen, Wartezeiten, Medikamenten, Ablenkung und Stille. Ich lernte, mich in dieser neuen Art von Zeit zurechtzufinden. Ich wurde geduldiger, gezwungenermaßen. Ich konnte nichts beschleunigen. Kein Ergebnis, keinen Fortschritt, keine Entlassung. Alles hatte seinen eigenen Takt und ich musste lernen, mit ihm zu gehen.

Manchmal fühlte ich mich wie auf Pause gestellt. Die Welt bewegte sich, aber mein Leben stand still. Ich sah zu, wie andere älter wurden, etwas erlebten, Geschichten sammelten. Ich sammelte auch Geschichten, aber andere. Geschichten von Nadeln, Diagnosen, Gesprächen über Blutwerte. Ich wünschte mir manchmal, ich könnte tauschen. Nur für einen Tag. Nur, um wieder das Gefühl von Normalität zu spüren. Aber gleichzeitig wusste ich: Es gibt keinen Tausch. Das hier ist mein Weg. Je mehr ich das akzeptierte, desto mehr fand ich Ruhe.

Ich wurde achtsamer. Nicht aus mentalen Gründen, sondern weil ich auf die kleinen Signale achten musste. Mein Körper hat mit mir gesprochen. Er sagte mir, wenn er müde ist, wenn er etwas nicht verträgt, wenn er eine Pause braucht. Ich hörte mehr hin. Ich wurde sensibler für Stimmungen, meine eigenen und die der anderen. Ich merkte, wenn ein Pfleger gestresst war, wenn eine Mitpatientin besonders still war, wenn meine Schwester sich zusammenriss, um mir Mut zu machen. Ich nahm Dinge wahr, die ich vorher übersehen hätte.

Was mich am meisten verändert hat, war vielleicht das Gefühl von Verantwortung für mich selbst. Ich war auf Hilfe angewiesen, ja, aber ich hatte Einfluss. Ich konnte entscheiden, wie ich mit den Umständen umgehe. Ich konnte mich weigern, in Selbstmitleid zu verfallen. Ich konnte lernen, meine Energie klug einzusetzen. Nicht alles an einem Tag zu wollen, sondern jeden Tag ein kleines Stück. Zum Beispiel gab es Tage, an denen ich nur ein paar Minuten spazieren konnte. Früher hätte ich das als „nichts" gesehen aber, in dieser Zeit war es für mich ein kleiner Sieg. Dennoch ich konnte meine Gedanken lenken, nicht immer, aber oft. Es war ein langsames, inneres Wachsen.

Während ich innerlich stärker wurde, merkte ich aber auch, dass ich mit dieser Stärke vorsichtig umgehen muss. Es gab Tage, da hätte ich am liebsten alles überspielt: die Müdigkeit, den Frust, die Angst. Aber ich lernte, dass Stärke nicht das Gleiche ist wie Funktionieren. Dass es okay ist, auch mal nichts zu geben. Dass nicht jeder Tag ein Kampf sein muss. Manchmal reicht es, da zu sein. Einfach weiter zu atmen, auch wenn es sich nicht heldenhaft anfühlt. Ich begann, „Nichts-Tun" nicht mehr als Schwäche zu sehen, sondern als Teil meines Heilungsprozesses.

Einmal habe ich eine Liste geschrieben. Keine To-Do-Liste, sondern eine „Ich-bin"-Liste. Darauf stand nicht: „Ich bin krank." Sondern: „Ich bin ein Mensch mit Zielen." „Ich bin jemand, der fühlen kann." „Ich bin jemand, der weitermacht." Diese Liste war keine Selbstverherrlichung, sondern eine Erinnerung. An mich. An mein Wesen, unabhängig von dem, was mein Körper gerade durchmacht. Ich wollte mich nicht aufgeben in der Rolle des Patienten. Ich wollte ein Mensch bleiben mit Persönlichkeit, Ecken, Kanten, Träumen. Heute kann ich das so schreiben, damals habe ich tief in mir gespürt, dass das mein Weg ist.

Ich fing an, mir die Welt auf meine Weise zurückzuholen. Ich habe mir Orte auf Google Maps angeschaut, an die ich reisen wollte. Ich habe mir Gedankenfetzen notiert. Sätze, die ich eines Tages in einem Buch drucken wollte. Ich habe mit der Idee gespielt, meine Geschichte zu erzählen. Nicht, weil ich etwas Besonderes bin, sondern weil ich wusste, dass sich viele so fühlen und es nicht aussprechen. Ich habe mir vorgestellt, wie andere meine Gedanken lesen, sich wiederfinden und verstanden fühlen. Vielleicht könnte ich so etwas zurückzugeben.

Eines Nachts schrieb ich in mein Notizbuch: „Ich bin gerade nicht da, wo ich sein will. Aber ich bin unterwegs." Dieser Satz wurde zu meinem stillen Begleiter. Ich dachte oft an ihn, wenn ich ungeduldig wurde oder mich ausgeschlossen fühlte. Es war für mich der innerer Beweis, dass ich nicht stehen geblieben bin, auch wenn es sich manchmal so anfühlte. Jeder Gedanke, jede Beobachtung, jedes Durchhalten war ein Schritt. Vielleicht kein sichtbarer, aber ein echter. Ich habe erkannt, dass ich durch diese Zeit Dinge über mich lerne, die mir sonst verborgen geblieben wären. Dass ich ein Gespür für andere Menschen entwickelte. Dass ich Worte besser wählte. Dass ich Mitgefühl nicht nur verstand, sondern lebte.

Ich sah plötzlich die Unsicherheit in den Augen anderer Patienten, erkannte Angst in Stimmen, auch wenn sie vorgaben, stark zu sein. Ich wusste, wie es sich anfühlt, so zu tun als sei alles gut. Vielleicht war das eine meiner größten Entwicklungen: Ich lernte echt zu sein mit allem, was dazu gehört.

Ich wollte diese Krankheit nie. Aber ich wollte auch nicht mehr der sein, der ich davor war. Ich war nicht dankbar für den Krebs, aber ich war dankbar für das, was ich durch ihn gesehen habe. Für das, was ich in mir gefunden habe. Für die Menschen, die mir begegnet sind. Für die Zeit, die mir gezeigt hat, wie wertvoll Zeit eigentlich ist. Ich sah mich, andere und das Leben selbst klarer. Obwohl ich noch nicht wusste, wie lange der Weg dauern wird, wusste ich: Ich gehe ihn weiter. Und das reicht.

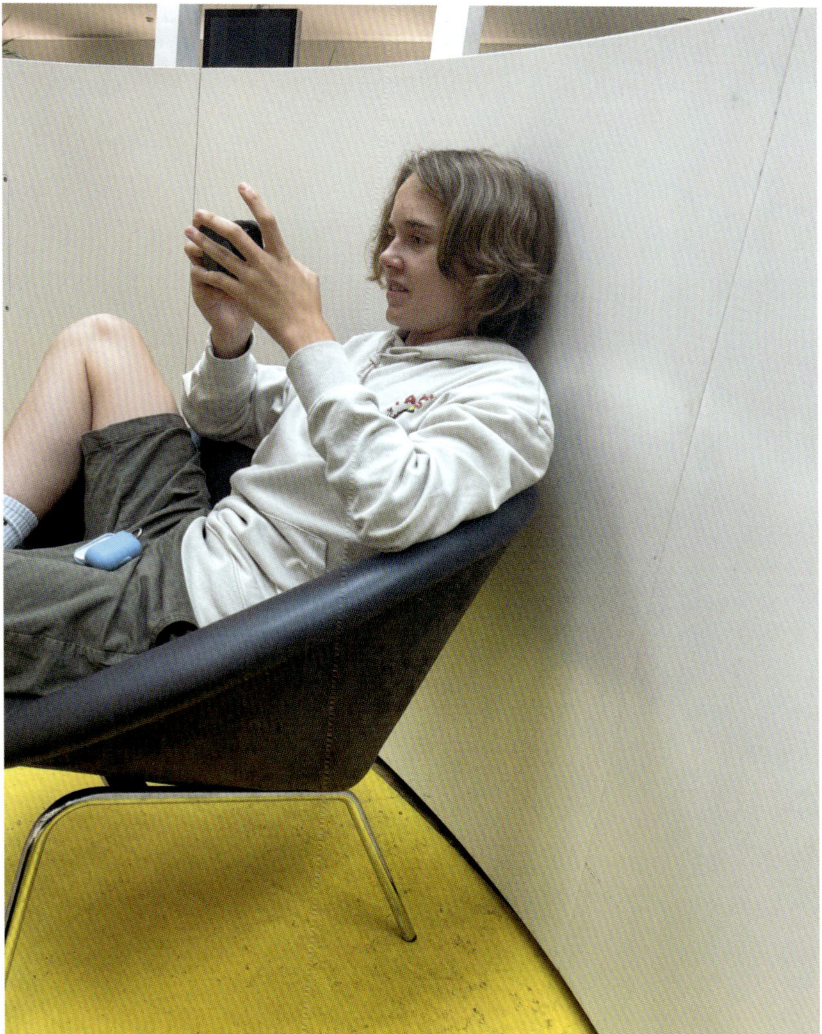

Am Tag der Diagnose - 30.06.2023

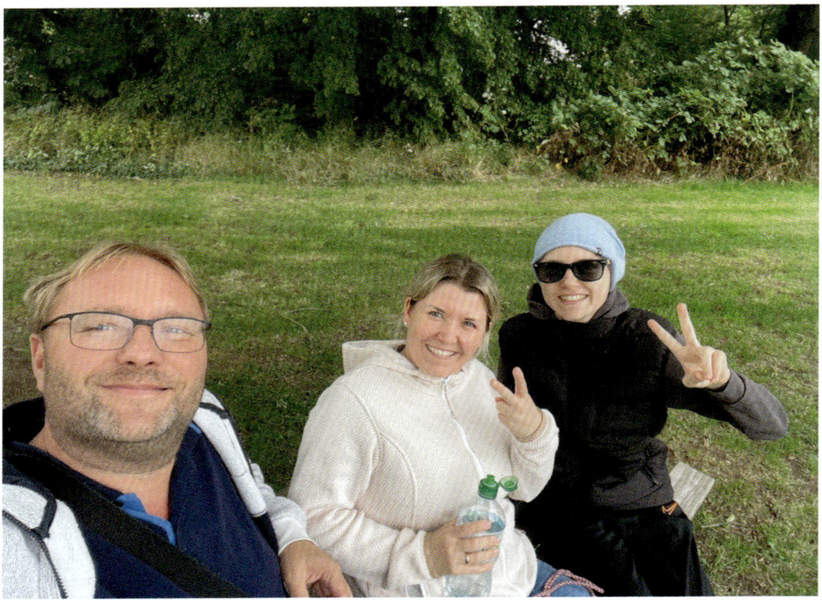

Ausflug zur Ablenkung - 05.08.2023

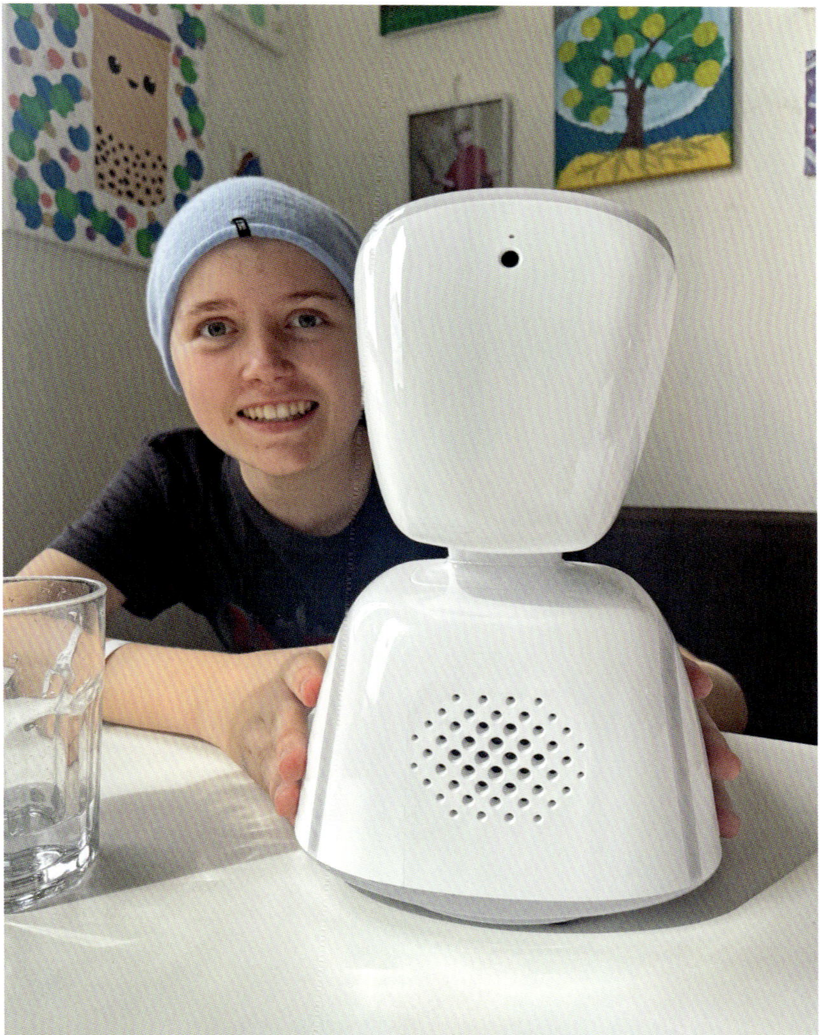

Übergabe Schulavatar - 25.08.2023

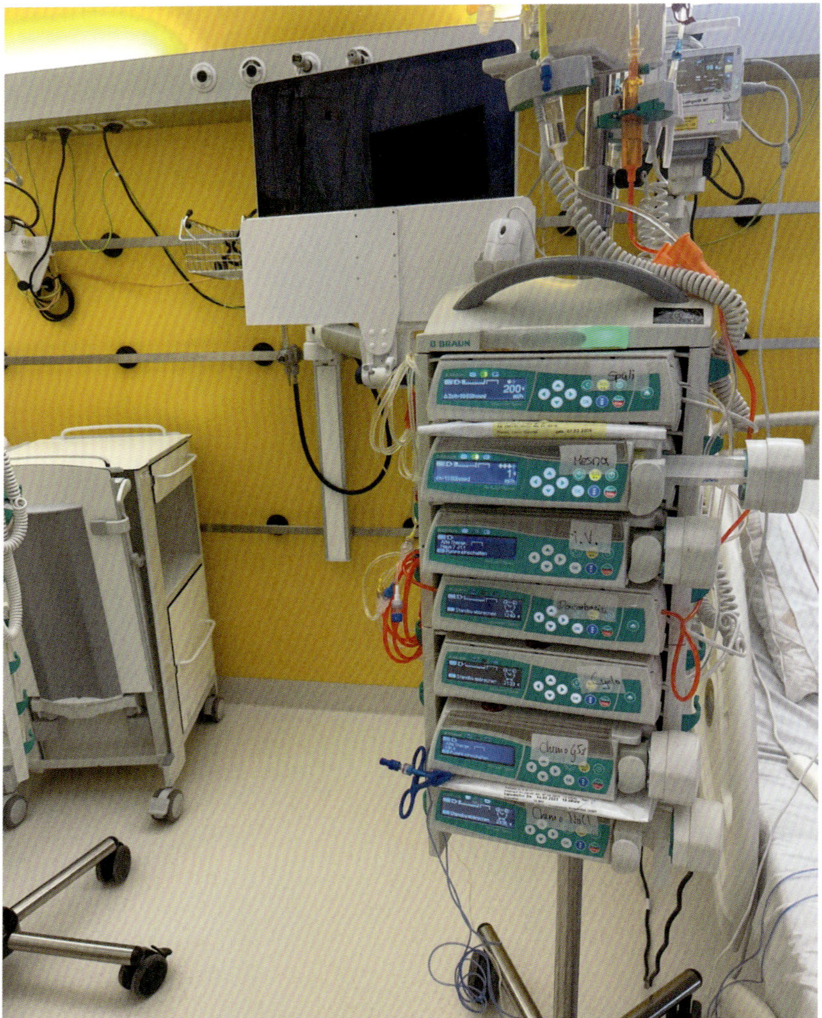

Voller Infusionsständer während der Chemotherapie - 08.09.2023

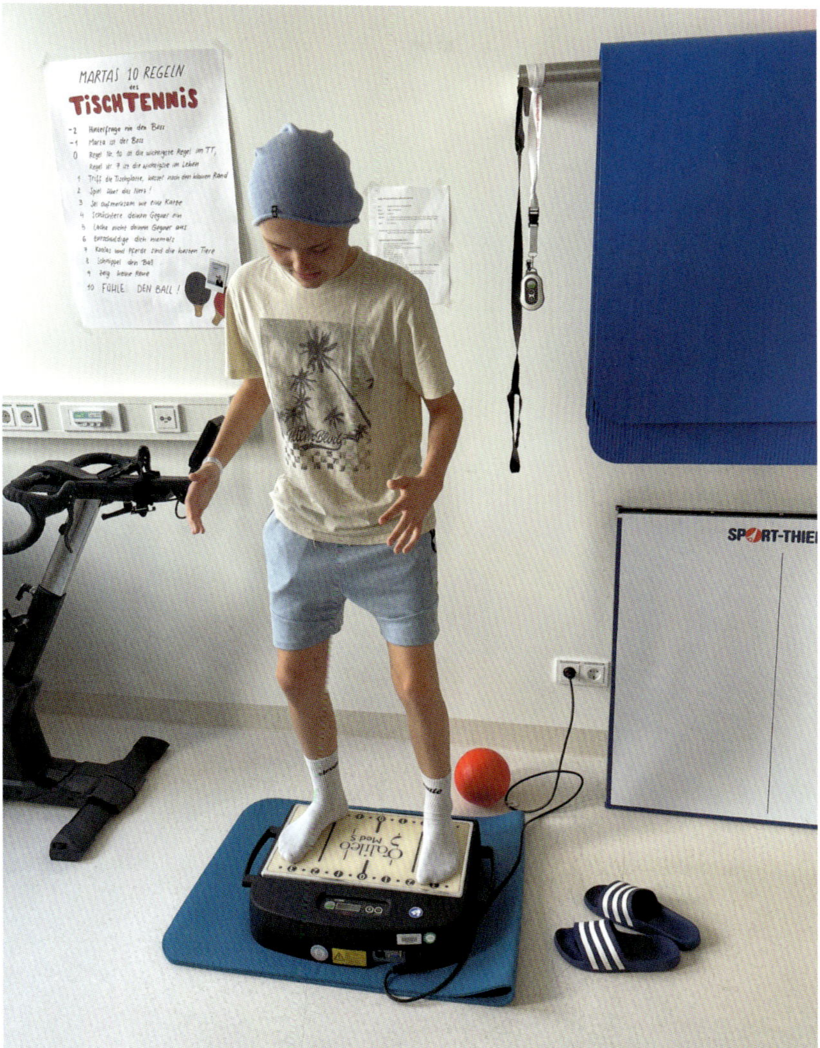

Täglicher Sport mit der Vibrationsplatte in der Klinik, 11.09.2023

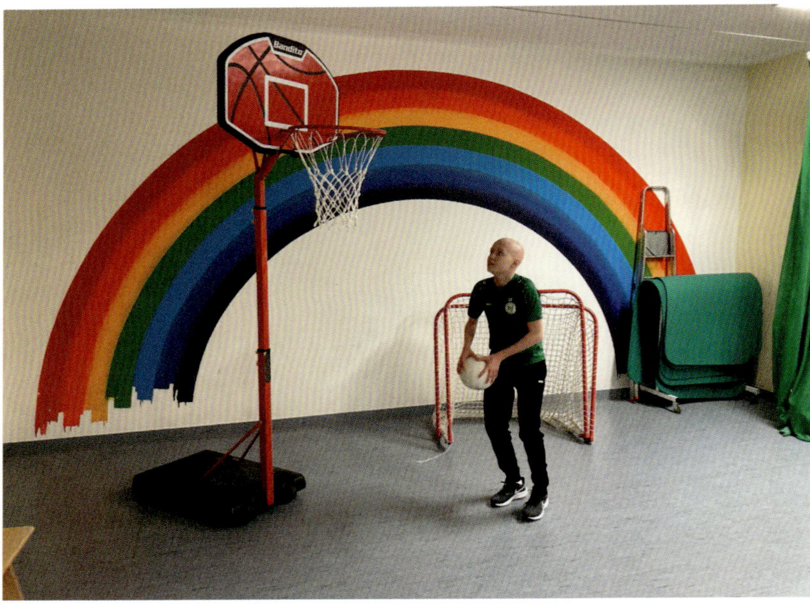

Sporttherapie in der Klinik - 19.10.2023

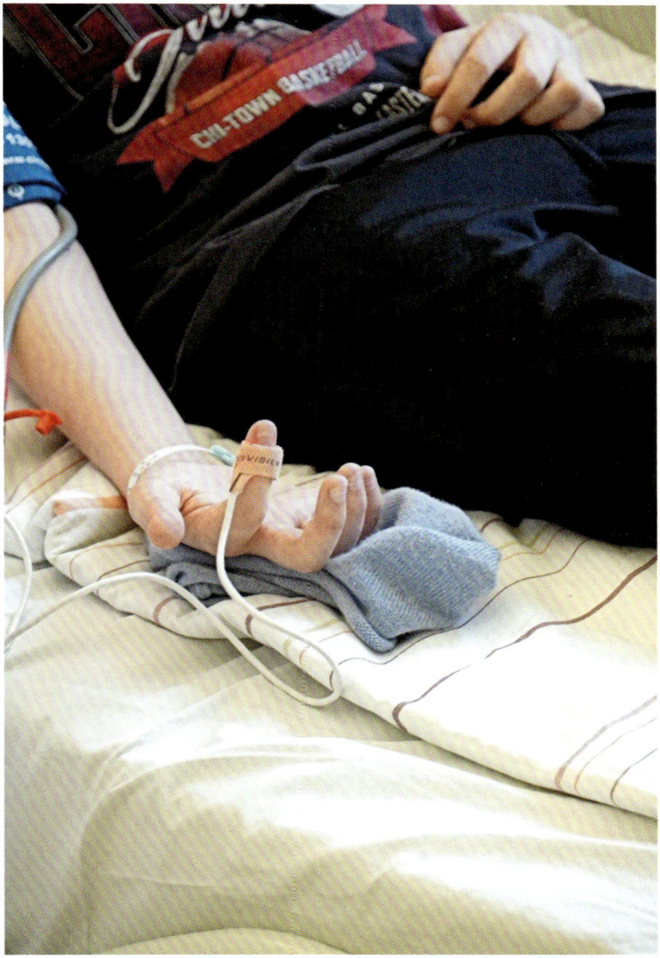

Blutdruck- und Pulsmessung während der Chemotherapie
19.10.2023

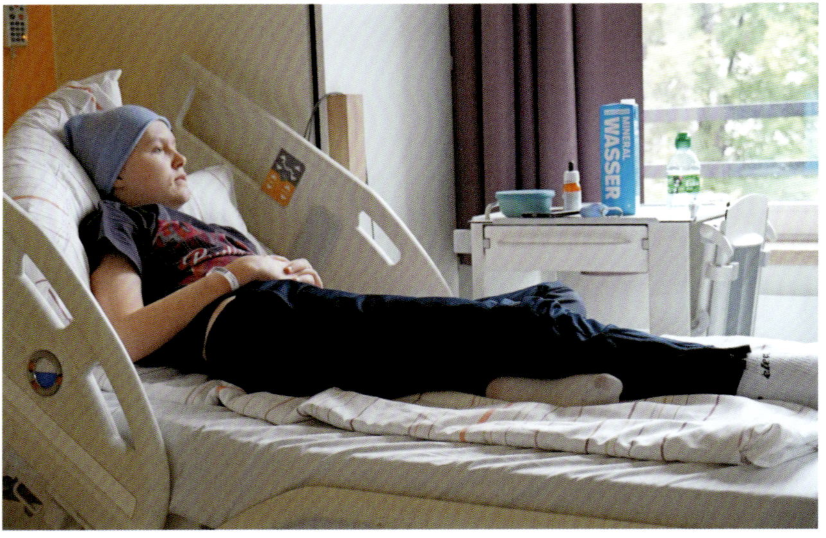

Klinikalltag - 19.10.2023

Fünf Kraftquellen, die du nutzen kannst

Musik, die dich erinnert, wer du bist.

Bewegung – so klein sie auch ist.

Gespräche mit Menschen, die dich wirklich sehen.

Schreiben – auch nur zwei Sätze helfen.

Erinnerungen an Momente, in denen du durchgehalten hast.

Welche Kraftquelle ist für dich sehr wichtig? Schreibe sie einfach auf.

Kapitel 4

Mein Kopf war das Schlachtfeld

Ich weiß noch ganz genau, es war mitten in der Woche. Meine Chemo war vorbei und meine Eltern sind gegen 19 Uhr nach Hause gefahren. Das Zimmer, in dem ich allein lag, war dunkel und still. Das Einzige, was ich hörte, war das Piepen der Maschinen, an die ich angeschlossen war. Ab und zu kamen die Schwestern herein, um nach mir zu sehen. Gegen 21 Uhr nahm ich die letzten Tabletten und hatte danach Zeit für mich.

Im Krankenhaus veränderte sich nicht nur mein Körper, auch in meinem Kopf herrschte oft Chaos. Manchmal fühlte es sich wie ein Schlachtfeld an: Hoffnung kämpfte gegen Angst, Mut gegen Verzweiflung. An guten Tagen glaubte ich, dass ich es schaffen kann.

An schlechten Tagen glaubte ich an gar nichts mehr. Es tauchten immer mehr Fragen in meinem Kopf auf: Werde ich jemals wieder gesund? Kann ich im Fußball überhaupt noch etwas erreichen? Ich hatte Angst um meine Zukunft. Je länger ich darüber nachdachte, desto mehr Fragen kamen auf. Nur gab es leider auf keine eine klare Antwort. Nicht von den Ärzten. Nicht von den Schwestern. Die Nachtschwester war irgendwo. Ich war allein in meinem Zimmer.

Trotz alledem konnte ich oft lächeln, denn ich hatte Familie, Ärzte und Freunde an meiner Seite. Ich schrieb ja schon, dass der Sport im Krankenhaus mein persönlicher Antrieb war. Daraus zog ich meine Motivation und Kraft. Ich wollte allen beweisen, dass ich stärker bin als der Krebs.
Dafür habe ich jeden Tag trainiert, natürlich unter professioneller Betreuung, damit ich mir nicht schade. Manchmal lief ich ein paar Runden durch den Flur. Für andere war das vielleicht nichts Besonderes, aber für mich war es ein Zeichen. Ich wollte mich täglich verbessern, sowohl körperlich als auch mental.

Besonders nachts, wenn ich alleine in meinem Zimmer war, habe ich die Zeit genutzt. In diesen Stunden habe ich mir im-

mer wieder vorgestellt, wie ich nach dem Krankenhaus Fußball spielen werde. Dafür nutzte ich eine Mentaltechnik: die Visualisierung. Visualisieren bedeutet, sich etwas so intensiv vorzustellen, dass es im Kopf fast real erscheint.
Ich malte mir genau aus, wie ich nach der Behandlung wieder erfolgreich Fußball spielen und zu einem besseren Verein wechseln werde. Diese Technik hat mir geholfen, meine Ziele fest vor Augen zu haben und an meiner Genesung zu arbeiten. Außerdem halfen mir Motivationsvideos und Musik sehr. Sie haben mir das Gefühl gegeben, für einen Moment wieder ich selbst zu sein - frei, kraftvoll, lebendig.

Doch ich spürte innerlich oft einen enormen Druck. Ich hatte das Gefühl, dass mir die Zeit davonläuft. In meinen Gedanken war das Thema ständig präsent. Ich wusste, dass jeder Tag zählt. Diese Angst, Zeit zu verlieren, war für mich sehr belastend. Ich wollte schneller Fortschritte machen, schneller zurück auf den Fußballplatz, schneller wieder der Alte sein. Doch egal, wie sehr ich mich auch anstrengt habe, es fühlte sich nie genug an.

In diesen Momenten wurde mir klar, dass es nicht immer nur um äußere Kämpfe geht, sondern oft um den inneren Kampf

gegen die eigenen Erwartungen. Es war ein schmaler Grat zwischen Selbstmotivation und Selbstüberforderung auf dem ich täglich balancierte.
Ich lernte besser mit Rückschlägen umzugehen. Nicht jeder Tag läuft gut, aber man sollte immer versuchen, das Bestmögliche rauszuholen. Auch wenn es manchmal so aussieht, als wäre es unmöglich, gibt es immer noch Hoffnung.

Oft glauben wir, es ist die Realität, die uns aufhält, aber nein, es ist unser Kopf. Wenn wir glauben, dass wir etwas nicht schaffen können, geben wir auf, bevor wir überhaupt angefangen haben. Doch solange du im Kopf nicht aufgibst, ist nichts endgültig entschieden. Es ist der Glaube an dich selbst, der den Unterschied macht. Dein Kopf kann dich bremsen oder antreiben. Am Ende entscheidest du selbst, welche Stimme in deinem Kopf lauter ist: die Angst oder die Hoffnung.

Ich begann, mein Denken aktiv zu verändern. Ich entwickelte Schritt für Schritt mein Mindset. Dafür schaute ich mir jeden Tag Youtube-Videos an und befasste mich sehr oft mit dem Thema. Ich fing an, meine Träume wieder zuzulassen. Lange hatte ich sie verdrängt, weil sie mir zu schmerzhaft erschienen. In den ersten Wochen im Krankenhaus hatte ich Angst, mir etwas vorzustellen, das ich vielleicht nie erreichen würde. Aber irgendwann begriff ich: Wenn ich jemals wirklich zurück ins Leben finden will, muss ich wieder anfangen zu träumen. Träume sind Hoffnung. Und Hoffnung war das, was ich dringend brauchte.

Ich schmiedete Pläne nicht nur für die Zeit danach, sondern auch für den Moment, in dem ich gerade festzustecken schien. Ich setzte mir kleine Ziele: Jeden Tag ein bisschen stärker werden, körperlich und mental. Ich wollte nicht einfach nur durchhalten, ich wollte wachsen. Ich wollte bewusster leben, dankbarer, klarer.
Zum Beispiel habe ich mir angewöhnt, im Krankenhaus selbst kleine Dinge bewusst wahrzunehmen, den Geruch vom Essen auf der Station oder das leise Lachen der Pfleger auf dem Flur. Solche Momente erinnerten mich daran, dass Leben in den kleinsten Augenblicken steckte.

Ich nahm mir vor, nie wieder etwas als selbstverständlich hinzunehmen, schon gar nicht meine Gesundheit. Viel zu selten machen wir uns bewusst, was für ein Geschenk es ist, morgens ohne Schmerzen aufzuwachen, laufen zu können, atmen zu können, einfach da zu sein. Erst, wenn man selbst erlebt hat, wie zerbrechlich der eigene Körper ist, erkennt man, was für ein Wunder allein ein schmerzfreier Tag sein kann.

Was ich damals noch nicht wusste: Ich war oft viel zu hart zu mir selbst. Ich habe die Krankheit als Gegner gesehen. Einen, den ich besiegen muss, koste es, was es wolle. Ich wollte stark sein, wollte zeigen, dass ich alles kann. Aber das führte auch dazu, dass ich mich selbst unter Druck setzte. Selbst als ich längst körperlich am Limit war, forderte ich innerlich mehr von mir. Heute weiß ich: Nicht alles ist Kampf. Manchmal braucht Zulassen mehr Mut. Auch das konnte ich nur lernen, indem ich mich meinen innersten Gedanken stellte.

Ich erinnere mich an viele Abende, an denen ich über mich selbst erschrocken war. Warum konnte ich nicht loslassen? Warum wollte ich mich immer wieder antreiben, obwohl mein Körper längst auf Pause schaltete? Ich wollte mich ständig verbessern, obwohl es für meinen Körper zu viel war.
Es war ein Lernprozess, vielleicht einer der wichtigsten. Ich habe erkannt, dass Ruhe keine Schwäche ist, sondern ein Teil der Heilung. Und, dass ich mich nicht über Leistung definieren muss. Aber es hat gedauert und es ist mir oft nicht gelungen. Doch am Ende hat es geklappt.

Ich begann, in mir selbst den Menschen zu sehen. Leon, 14 Jahre, genervt von der Schule und getrieben von Zielen. Nicht nur den Kämpfer, nicht nur den Sportler. Einfach mich, so wie ich gerade war.
Ein Gegenstand hat mir in dieser Phase besonders viel bedeutet: der Ball. Es gab im Krankenhaus Räume, in denen ich, wenn ich durfte, ein paar leichte Ballberührungen machen konnte. Nichts Besonderes, aber für mich war es ein Moment voller Kraft. Der Ball erinnerte mich daran, wer ich war und, wer ich wieder sein wollte. Er war für mich mehr als ein Sportgerät. Er war mein Symbol. Mein Stück Normalität. Mein Ziel. Manchmal war er auch meine Sprache, wenn mir die Worte fehlten. Wenn ich den Ball fühlte, fühlte ich mich ein Stück mehr lebendig.

Ich fing an, negative Gedanken zu hinterfragen und umzulenken. Wenn Zweifel auftauchten, stellte ich sie infrage. Aus „Was, wenn ich es nicht schaffe?" wurde „Was, wenn ich es doch schaffe?". Aus „Ich bin zu schwach" wurde „Ich werde jeden Tag stärker". Und aus „Warum ich?" wurde „Gerade ich, weil ich es schaffen kann".
Dieser Perspektivwechsel war nicht leicht. Es gab Therapeuten, die haben mich genervt und andere wussten, wie man

mich puscht. Das ganze war ein langsamer, harter Prozess. Oft fielen mir die alten Gedanken wieder in den Rücken. Aber mit jedem kleinen Schritt wurde mein Kopf mehr zu meinem Verbündeten und weniger zu meinem Gegner.

Ich lernte, dass Stärke nicht bedeutet, keine Angst zu haben, sondern trotz Angst weiterzugehen. Ich lernte, dass Hoffnung nicht bedeutet, sicher zu sein, sondern daran zu glauben, auch wenn alles unsicher scheint. Meine Träume blieben kleine ferne Wünsche. Sie wurden zu meinem Motor. Tief in mir wuchs die Überzeugung, wenn ich jetzt nicht aufgebe, kann ich alles erreichen.
Dieser Gedanke wurde zu meinem inneren Kompass. Ich war bereit, es mit allem aufzunehmen. Denn ich wusste nun, mich lenkt nicht der Zweifel, sondern mein Glaube.

Doch mir wurde auch klar: Ein Kompass zeigt dir die Richtung, aber nicht, wie schwer der Weg sein wird. Es gibt keinen garantierten Pfad, keine Landkarte. Aber solange ich meinem inneren Kompass folge, bleibe ich auf meinem Weg, auch wenn ich stolpere und manchmal neu anfangen muss.
Im Krankenhaus gab es Tage, da musste ich mein Training abbrechen, weil mir die Kraft fehlte. Doch solche Tage gehö-

ren auch zu meinem Weg. Ich sah ein, dass es nicht darum geht, perfekt zu funktionieren, sondern ehrlich mit sich selbst zu sein. Nach außen hin konnte ich gut lächeln, konnte sagen „Passt schon“, auch wenn in mir alles dagegen schrie.
Ich glaube, in solchen Momenten war ich nicht unehrlich, ich war einfach zu müde, um ehrlich zu sein. Ehrlich mit mir, ehrlich mit anderen.

Heute, nach einem sehr langen Weg blicke ich zurück und sehe, wie weit ich gekommen bin. Nicht jeder Schritt war leicht, nicht jede Entscheidung richtig. Aber jede Erfahrung, jedes Hindernis, jedes Durchhalten hat mich stärker gemacht. Mein Kompass hat mich nicht perfekt geführt, aber er hat mich erinnert, wofür ich das alles mache. Für meine Träume. Für mein Leben. Und vor allem: Für mich selbst.

In der Nacht, wenn alles still war, wenn niemand mehr hereinkam und das Licht vom Flur nur noch gedämpft durch die Tür schimmerte, begann ich oft mit mir selbst zu sprechen. Es waren keine klaren Gespräche, eher Gedankenwellen, die sich manchmal überschlugen, manchmal zu leisen Gebeten wurden. Ich fragte mich: Warum trifft es mich? Habe ich etwas falsch gemacht?

Dann kam wieder dieses Schuldgefühl, obwohl ich wusste, dass es keinen Sinn ergibt. Aber Gefühle lassen sich nicht logisch abstellen. Ich dachte oft darüber nach, wie es wäre, einfach zu verschwinden, nicht aus dem Leben, aber aus dieser Situation. Einfach raus aus dem Krankenhaus, raus aus der Rolle des Krebspatienten, raus aus der Verantwortung immer stark zu sein. Ich wollte einfach nur wieder ich sein. Ohne Diagnose, ohne Maske, ohne Angst.

Aber genau das war die Herausforderung: Ich musste lernen, dass ich auch mit Krankheit ich selbst bin. Dass ich mehr bin als mein Zustand. Dass ich Wert habe, auch wenn ich gerade nichts leiste, keinen Ball trete, keine Fortschritte mache. Dass Sein mehr ist als Tun. Irgendwann verstand ich, dass für sich selbst zu sorgen nichts mit Schwäche zu tun hat. Ich begann, kleine Dinge bewusster zu tun: Mich morgens zu dehnen, auch wenn es schwerfiel. Mir selbst zu sagen „Heute reicht es, wenn du aufstehst". Ich fing an, weniger über Leistung nachzudenken und mehr darüber, wie ich mich innerlich fühlen will. Nicht perfekt, aber echt, lebendig. Ich fing an, mich nicht mehr dafür zu verurteilen, wenn ich einen Tag nur geschlafen habe. Wenn ich wütend war. Wenn ich traurig war. Ich nahm diese Emotionen mit auf den Weg, statt sie zu bekämpfen.

Was mir heute rückblickend bewusst ist: Mein Kopf war nicht nur ein Schlachtfeld, er wurde mit der Zeit auch zum Rückzugsort.
Ich lernte, in mir selbst Heimat zu finden. Ich lernte, dass ich mir selbst zuhören kann. Dass ich meine Gedanken nicht immer glauben muss, wenn sie sagen: „Du bist zu schwach“, „Du bist zu spät dran“, „Du wirst nie wieder zurückkommen“. Ich habe gelernt, diesen Stimmen etwas entgegenzusetzen. Nicht laut, aber bestimmt.

Ich wurde leiser im Außen und stärker im Inneren. Es gibt eine Szene, die heute noch lebendig und mir ganz nah ist. Ich lag in meinem Bett, hatte gerade meine Medikamente genommen und fühlte mich erschlagen. Mein Kopf war voller Fragen, mein Körper leer. Ich schaute aus dem Fenster. Draußen war alles still. Plötzlich dachte ich: Vielleicht ist genau das der Moment, in dem ich mich neu finde. Nicht, weil ich will, sondern weil ich muss. Ich hatte keine Wahl, aber ich hatte Einfluss darauf, wie ich diese Zeit nutze.

Diese Entscheidung wiederholte sich jeden Tag. Mal fiel sie mir leicht, wenn ich trotz allem mit meiner Familie lachen oder einfach normal essen konnte. Aber zugleich war sie das

Schwerste der Welt, denn selbst duschen war für mich eine große Herausforderung. Aber ich blieb dabei. Ich kämpfte nicht gegen die Krankheit, ich kämpfte für mein Leben. Für das, was ich daraus machen will. Und ich verstand: Auch wenn ich mich innerlich schwach fühle, war allein dieser Entschluss ein Zeichen von Stärke.

Wenn ich heute auf diese Zeit zurückblicke, sehe ich nicht nur Leid. Ich sehe wie ernst das Leben plötzlich wurde und wie ich angefangen habe, anders zu denken. Ich war ein Junge, der gezwungen war, erwachsen zu werden, früher als geplant. Der gelernt hat, dass Gedanken manchmal lügen. Dass Hoffnung ein Muskel ist, den man trainieren kann. Und, dass wahre Stärke nicht laut sein muss.

Was ich aus dieser Zeit mitnehme? Dass alles im Leben mit dem beginnt, was du über dich selbst denkst. Dass du den schwierigsten Weg gehen kannst, wenn du lernst, dich selbst als besten Freund zu sehen und nicht als deinen schärfsten Kritiker. Ich habe mich damals selbst unterschätzt. Aber ich habe nicht aufgegeben. Das ist der Grund, warum ich heute überhaupt zurückblicken kann.

Acht Fragen, die du dir ab und zu stellen solltest

Wofür bin ich heute dankbar?

Was habe ich heute gut gemacht?

Wen oder was vermisse ich gerade?

Was tut mir heute nicht gut?

Wer bin ich - unabhängig von Leistung?

Was macht mich stolz?

Was möchte ich loslassen?

Was würde ich meinem besten Freund jetzt sagen?

Jetzt weißt du schon, was auf dieser Seite notiert werden kann:
Welche Frage solltest du dir stellen?

Kapitel 5

Fußball im Kopf – Mein Antrieb

Fußball ist für mich mehr als nur ein Sport. Er ist meine Leidenschaft, meine ganz große Liebe. Alles begann, als ich vier Jahre alt war. Damals hielt ich zum ersten Mal einen Fußball in der Hand und ich wusste sofort, den will ich nicht mehr loslassen. Es war nicht nur ein Spiel. Das war meine Welt. Ich fing an, bei einem Verein zu trainieren, lernte schnell viele andere Kinder kennen, wurde Teil eines Teams.

Schon als Kind war Fußball für mich mehr als ein Hobby. Es war mein Alltag, mein Ausgleich, mein Antrieb. Der Sport hat mich weiterentwickelt. Ich lernte früh, was es heißt, mit Niederlagen umzugehen. Ich verstand, dass Fehler dazugehören, nicht als Schwäche, sondern als Chance. Fußball zeigte mir, wie man Verantwortung übernimmt, wie man zusammenhält und wie man über sich hinauswächst.

Je älter ich wurde, desto klarer wurden meine Ziele. Ich trainierte intensiver, fokussierter. Ich wollte der Beste sein. Nicht, um anderen etwas zu beweisen, sondern mir selbst. Ich wollte wissen, wie weit ich gehen kann, wenn ich wirklich alles gebe. Der Sport wurde mehr als ein Teil von mir. Ich lebte Fußball.

Mein erstes Training nach der Krankheit war ein besonderer Moment. Zuerst begann ich mit Einzeltraining bei meinem Sporttherapeuten, der mich Schritt für Schritt wieder aufbaute und mir half, Vertrauen in meinem Körper zurückzugewinnen.

Dort lernte ich, meine Kräfte neu einzuschätzen und langsam Belastung aufzubauen. Als ich dann wieder im Verein war, durfte ich gleich mit den Jungs mittrainieren. Ich spürte sofort, wie sehr mir die Abläufe noch fehlten, wie mein Körper zwar wollte, aber noch nicht so weit war.

Trotzdem war allein das Gefühl, wieder auf dem Platz zu stehen, ein riesiger Schritt für mich.

Der Sport hat mir Halt gegeben, auch in Momenten, in denen alles andere aus dem Takt kam. Wenn ich frustriert war, wenn ich glücklich war, wenn ich einfach nur abschalten musste. Fußball war mein Rückzugsort und mein Ziel zugleich. Ich wurde besser: körperlich, technisch, taktisch. Aber noch mehr innerlich. Fußball formte nicht nur meinen Körper, sondern auch mein Denken. Er zeigte mir, wie wichtig Disziplin ist, wie stark der Wille sein kann, wenn man für etwas brennt. Und vor allem, dass man sich selbst treu bleiben muss.

Es ging nie darum, anderen zu gefallen oder Erwartungen zu erfüllen. Ich habe früh gelernt: Du musst es nicht allen beweisen. Du musst es dir beweisen. Das war mein Antrieb. Immer wieder aufstehen, weitermachen. Nicht, weil ich muss, sondern weil ich will. Vielleicht klingt das für manche verrückt, aber in dem Moment, als ich meine Diagnose bekam, war einer der ersten Gedanken: Was ist, wenn ich nie wieder Fußball spielen kann?

Das hat mir Angst gemacht, große Angst. Es war eine dieser Ängste, die nicht laut schreien, sondern tief drinnen leise wachsen. Schritt für Schritt merkte ich, wie leer ich mich fühlte.

Es war, als würde etwas in mir langsam verschwinden. Etwas, das mir Halt gegeben hat, drohte einfach zu zerbrechen.

Ich erinnerte mich an all die schönen Momente auf dem Platz: Jubel, Schweiß, Niederlagen, Siege, Freundschaft, Teamgeist. Momente, die mich geprägt und stark gemacht haben. Jetzt stand alles auf der Kippe. Es fühlte sich an, wie eine Beziehung, die plötzlich zu Ende ist. Ohne Vorwarnung, ohne Abschied. Einfach vorbei. Leere, Stille. Aber tief in mir gab es eine Stimme, die lauter wurde, je länger ich über diesen Verlust nachdachte. Und diese Stimme sagte: Nein. Du gibst nicht auf. Egal, was die Ärzte sagen. Egal, wie schwer es wird. Ich werde nicht verlieren, ich werde kämpfen. Ich werde alles dafür tun, dass Fußball ein Teil meines Lebens bleibt. Nicht irgendwann. Jetzt. Ich hatte nicht vor mich zu verabschieden. Ich hatte vor zurückzukommen. Dieser Gedanke hielt mich fest.

Im Krankenhaus machte ich konkrete Pläne. Ich schrieb auf, was ich erreichen wollte, was möglich war, was ich mental und körperlich schaffen konnte. Schon bald wusste ich: Ich will nicht nur gesund werden, ich will auch stark bleiben. Ich hatte gehört, dass es im Krankenhaus eine Möglichkeit gibt, sportlich aktiv zu sein. Es war keine klassische Physiotherapie, sondern Angebote, die von Fachleuten betreut wurden, die sich mit Bewegung, Training und Motivation auskennen. Einer von ihnen war früher selbst Fußballprofi gewesen. Er hatte auf hohem Niveau gespielt und das merkte ich. Er wusste genau, wie sich ein Leben mit und für den Fußball anfühlt. Dieser Mann kam eines Tages zu mir, stellte sich vor und trainierte von da an regelmäßig mit mir. Er war direkt, ehrlich, motivierend.

Vielleicht war es genau das, was ich in diesem Moment gebraucht habe: Jemand, der nicht nur versteht, was mit meinem Körper passiert, sondern auch, was in meinem Kopf vorgeht. Mein kleines, ganz eigenes Trainingsprogramm startete. Jeden Tag setzte ich mir das Ziel, mindestens eine viertel bis halbe Stunde etwas für mich zu tun. Auch wenn ich körperlich oft sehr erschöpft war, dieser feste Plan gab mir Struktur und Hoffnung.

Ein wichtiger Teil meines Trainings war die Rüttelplatte. Dort arbeitete ich gezielt an meiner Beinkraft, die durch die Chemotherapie spürbar nachließ. Während ich auf der Platte stand, bekam ich Bälle zugeworfen, die ich mit dem Fuß kontrolliert zurückspielte. So konnte ich meine Technik zumindest ein Stück weit erhalten und das Gefühl für den Ball nicht verlieren. Und das war nicht so einfach. Ich war ja ständig an ein Infusionsgerät angeschlossen. Über einen Zugang bekam ich kontinuierlich Medikamente verabreicht. Das machte viele Übungen komplizierter und erforderte permanent Rücksicht.

Aber ich wollte. Ich musste. Also fand ich Wege. Neben Fußballübungen versuchte ich mich auch in anderen Sportarten. Zum Beispiel Basketball. Ich übte Werfen und Passen, trainierte meine Reaktion. Auch Tischtennis wurde Teil meines Alltags. Was zählte, war nicht nur, dass ich mich bewegte, sondern, dass ich Spaß daran hatte. Je fitter ich wurde, desto mehr konnte ich machen. Gegen Ende meines Krankenhausaufenthalts verbrachte ich immer mehr Zeit in der Sporthalle im Keller. Für mich wurde sie zum Zufluchtsort. Ein Raum, in dem ich nicht Patient war, sondern einfach ich. Ein fußballbegeisterter Teenager.

Dort spielte ich häufig Fußballtennis. Ich baute mir Parcours aus Matten, Bänken und Geräten; lief drüber, balancierte, testete mich. Es war manchmal anstrengend, aber das brauchte ich. Dort unten, weit weg vom Piepen der Maschinen, konnte ich vergessen, was gerade wirklich los war. Vor allem mochte ich die Zeit am Abend. Wenn alles ruhig wurde, wenn viele Patienten in ihren Zimmern waren, dann zog ich nochmal los. Ich drehte meine Runden im Krankenhausflur. Ich lief nicht schnell, aber regelmäßig. Diese Spaziergänge wurden zu meinem ganz persönlichen abendlichen Ritual. Sie gehörten zu meinem Tag, wie das Atmen, das Training, der Fußball im Kopf.

In diesen Momenten war ich ganz bei mir. Schwach vielleicht, aber aufgeben kam nie in Frage. Diese Zeit war intensiv. Herausfordernd. Aber auch unglaublich lehrreich. Ich habe gelernt, dass Fortschritt nicht immer groß sein muss. Manchmal reicht eine Bewegung, ein kleiner Schritt, ein Versuch. Wichtig war nur, dass ich weitermache und dass ich nicht vergesse, wofür ich kämpfe. Ich wollte gesund werden. Und ich wollte wieder auf den Platz. Das war mein Ansporn jeden einzelnen Tag im Krankenhaus. Diese Zeit werde ich nie vergessen.

Früher dachte ich, Erfolg bedeutet, Tore zu schießen, Titel zu gewinnen, auf dem Platz zu glänzen. Die Zeit im Krankenhaus hat mir eine andere Wahrheit gezeigt: Erfolg hat nicht mit Pokalen oder Statistiken zu tun, sondern mit Mut, jeden einzelnen Tag weiterzumachen, auch wenn alles gegen dich spricht. Zweifel bleiben meine ständigen Begleiter. Manchmal nervend und laut, manchmal nur ein Schatten. Aber ich habe auch gelernt, dass der eigene Antrieb stärker sein muss als jede Unsicherheit. Nicht die Zweifel dürfen entscheiden, wo dein Weg endet, sondern deine Entschlossenheit, ihn trotzdem weiterzugehen.

Was mich besonders geprägt hat, ist Disziplin. Motivation kommt und geht. An manchen Tagen wachst du auf und fühlst dich stark und unbesiegbar. An anderen Tagen willst du einfach nur aufgeben. Disziplin bleibt. Disziplin ist die Entscheidung, auch dann weiterzumachen, wenn die Motivation verschwunden ist. Ich mache die drei Kniebeuge, auch wenn ich eigentlich keinen Bock drauf habe. Disziplin wurde für mich zu einer der wichtigsten Lektionen überhaupt.

Ich habe verstanden, dass es gefährlich ist, es sich bequem zu machen. Nur wenn wir uns immer wieder herausfordern, wenn wir uns selbst an unsere Grenzen bringen, entwickeln wir uns weiter. Es ist leicht, im sicheren Bereich zu bleiben. Das echte Leben beginnt jenseits der Bequemlichkeit. Jede

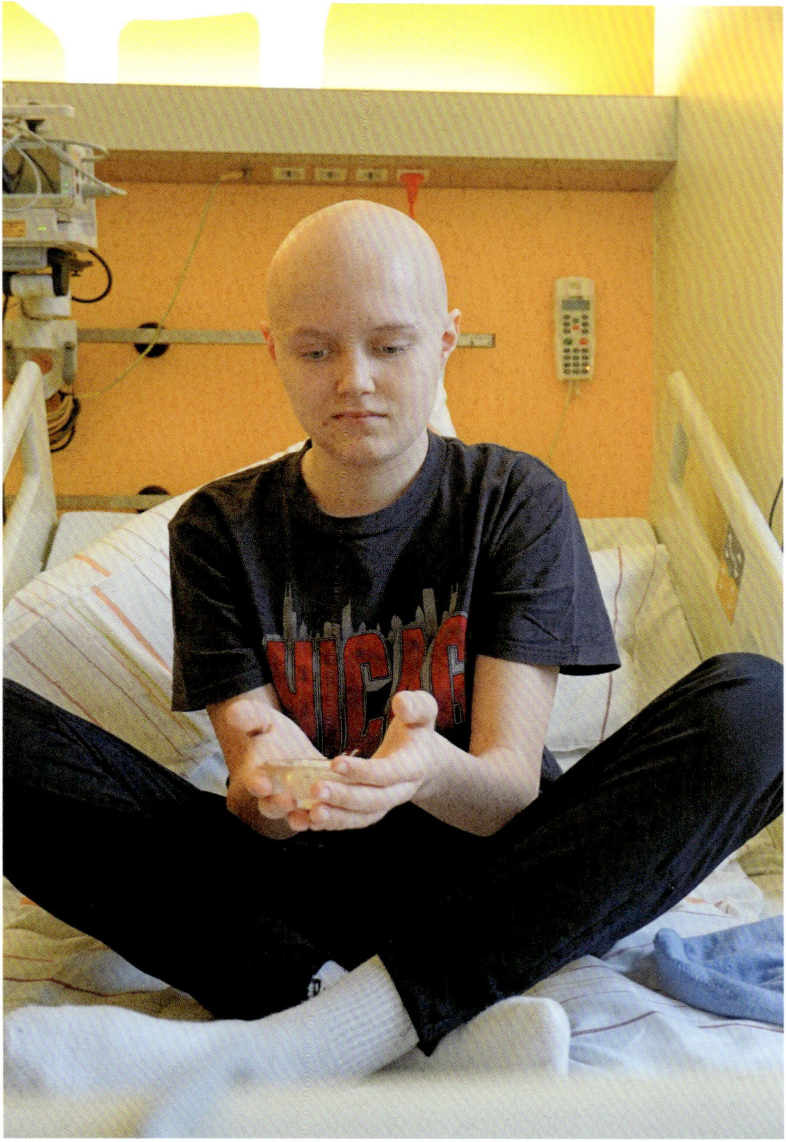

Aufnahme für den Flyer der Elternhilfe für krebskranke Kinder Leipzig
19.10.2023

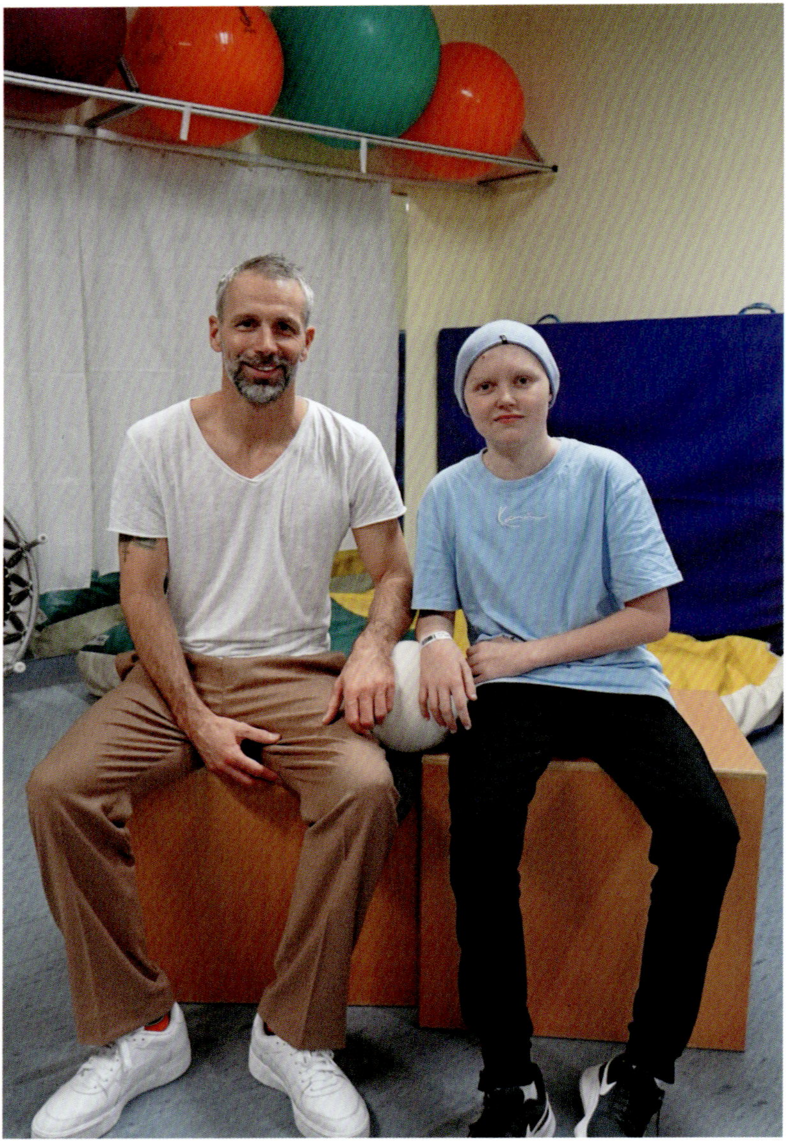

Marco Rose zu Besuch in der Kinderonkologie - 13.11.2023

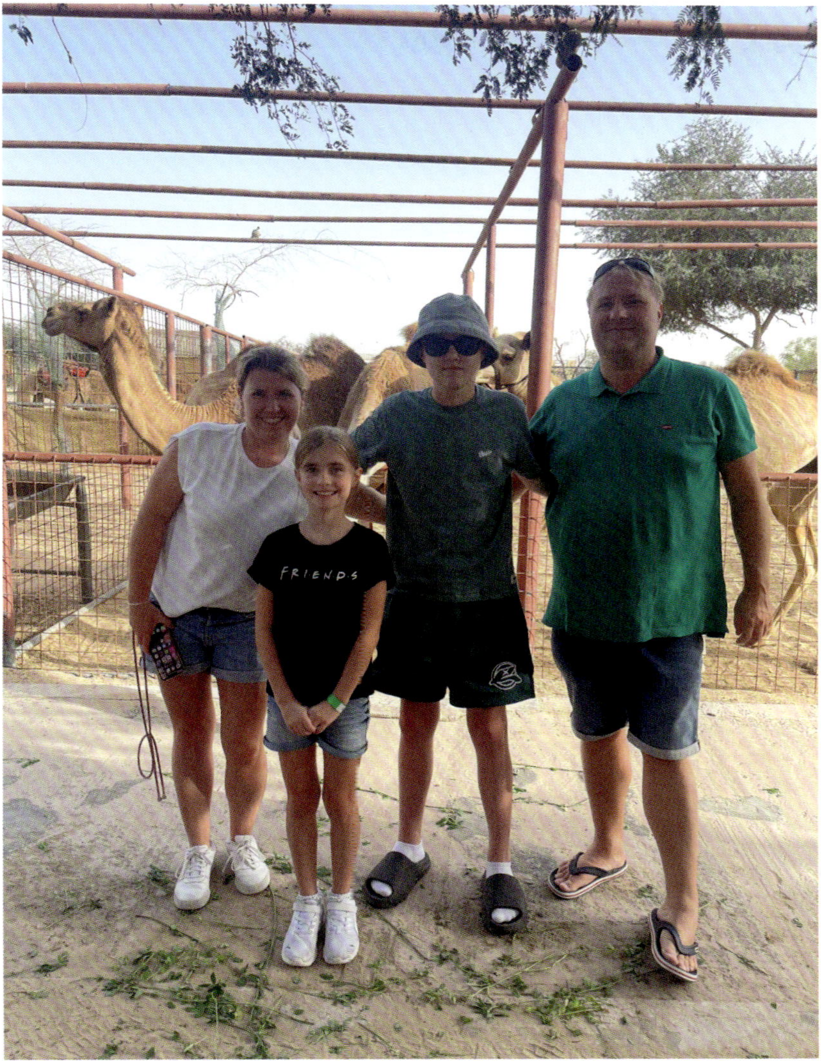

Erster Urlaub nach der Erkrankung - 20.02.2024

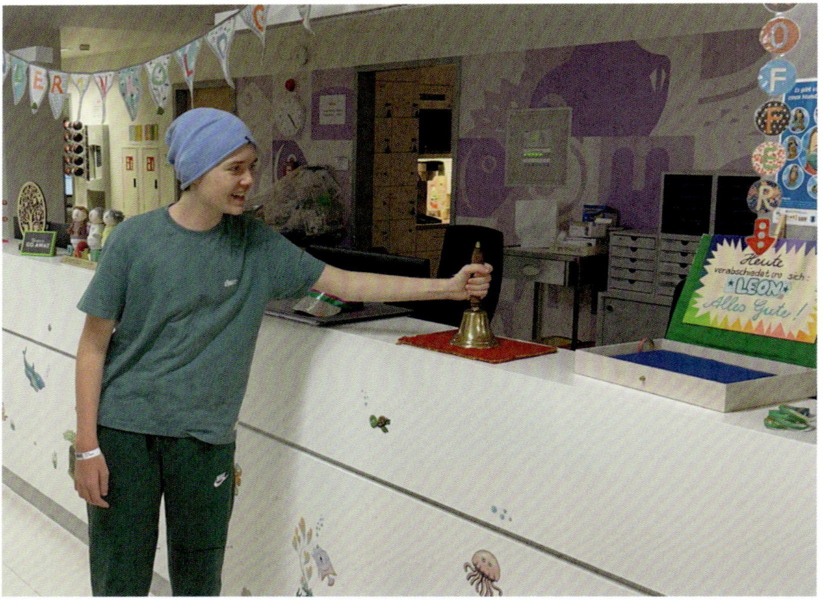

Verabschiedung von der Kinderkrebsstation - 27.02.2024

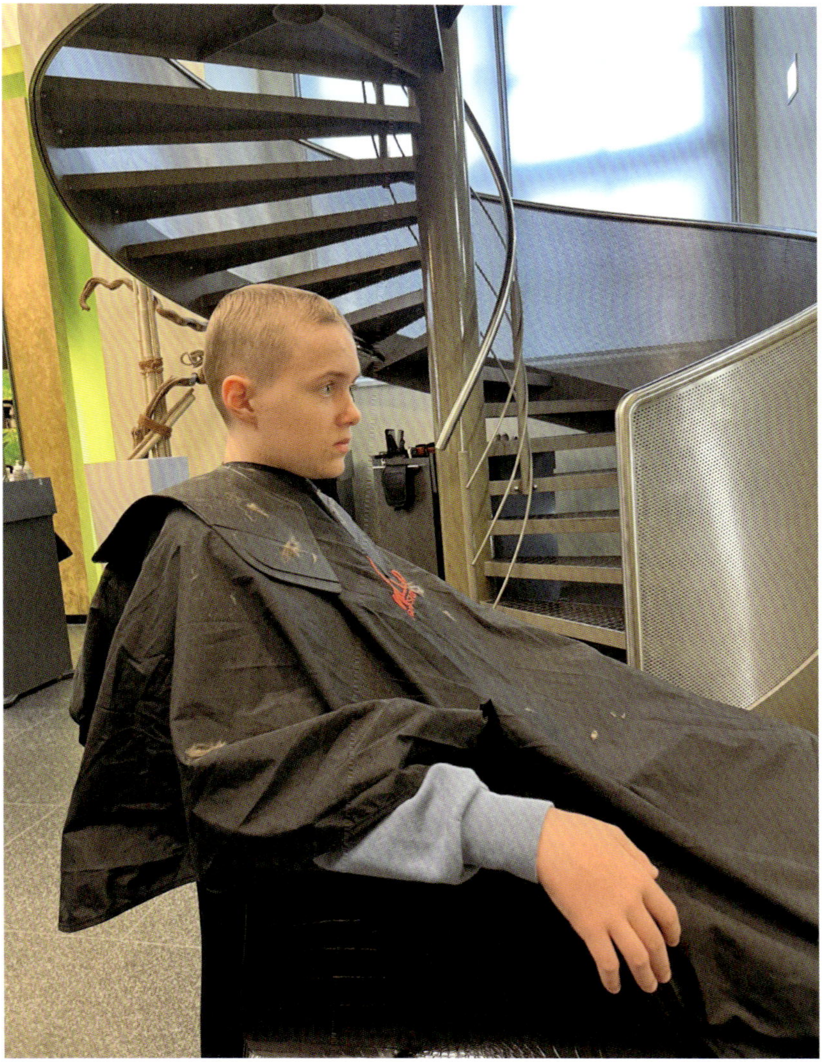

Erster Haarschnitt nach der Erkrankung - 01.03.2024

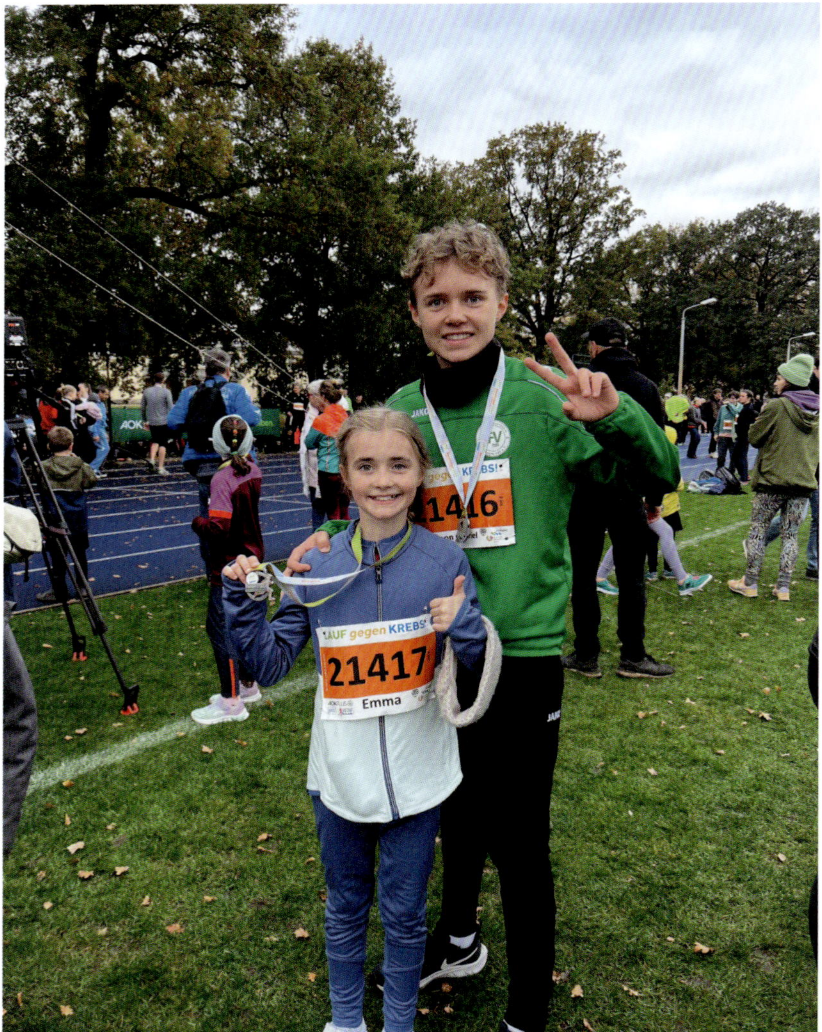

Lauf gegen den Krebs - 31.10.2024

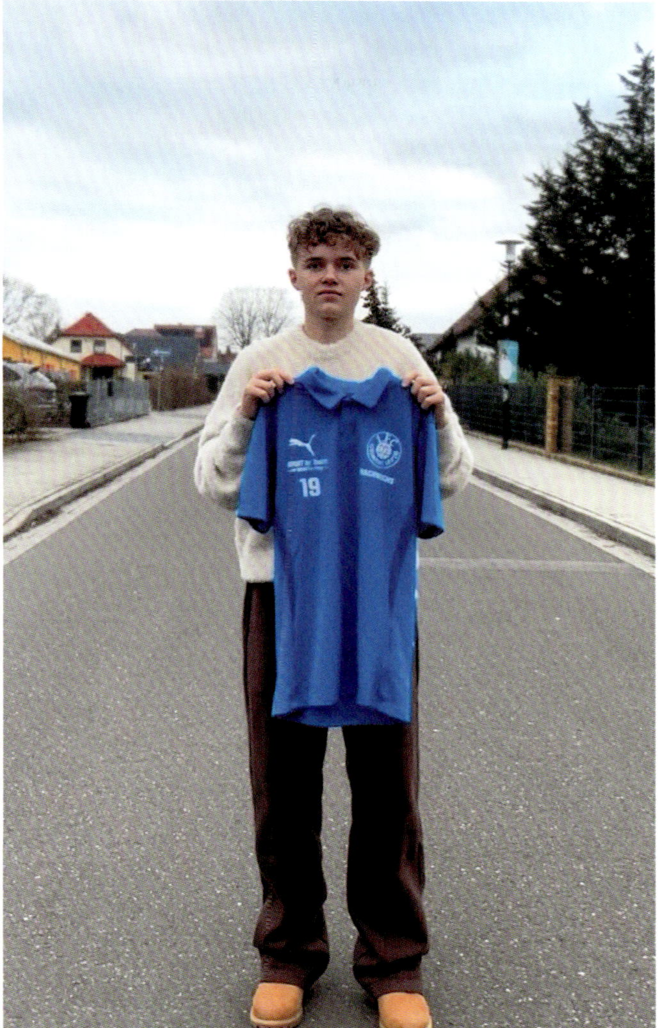

Wechsel zum 1. FC Lok Leipzig - 15.01.2025

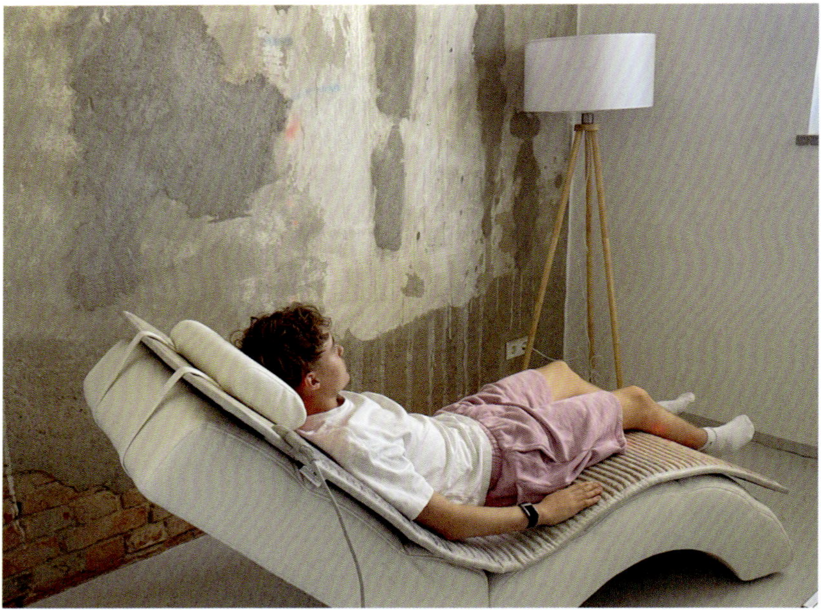

Fatique Symptom Behandlung bei Alexander Sekora in Leipzig
Mai 2025

Trainingseinheit, jeder kleine Fortschritt, jede bewältigte Schwierigkeit hat mir gezeigt: Wachstum passiert nicht dann, wenn alles leicht ist. Es passiert, wenn du kämpfst, wenn du fällst und trotzdem wieder aufstehst. Es passiert, wenn du an dich glaubst, auch wenn niemand sonst es tut.
Am Anfang bedeutete das, für mich ein paar Minuten einfache Übungen zu machen, leichte Liegestütze und kurze Laufeinheiten. Ich steigerte die Dauer langsam, tastete mich an neue Wiederholungen heran und merkte, wie mein Körper Schritt für Schritt zurückkam.

Heute bin ich dankbar für all die Lektionen. Nicht, weil es einfach war, sondern weil es mich zu der Person gemacht hat, die ich heute bin. Disziplin, Mut, Ausdauer, Leidenschaft – das sind die wahren Siege, die ich aus dieser Zeit mitnehme.

Ich weiß: Egal, wie schwer der Weg ist, solange du deinen Antrieb nicht verlierst, solange du dich selbst nicht aufgibst, kannst du alles schaffen.

Sechs Sätze, die du anderen (und dir selbst) öfter sagen solltest

Ich bin für dich da.

Du musst das nicht allein schaffen.

Du darfst heute Pause machen.

Du bist mehr als dein Tief.

Es ist mutig weiterzumachen.

Ich glaube an dich – wirklich.

Welche Sätze fallen dir ein? Du kannst auch in den nächsten Tagen Gedanken ergänzen.

Kapitel 6

Ich dachte, es ist vorbei

Die letzte Chemotherapie war geschafft. Mein Körper war leer, meine Gedanken auch. Ich war erschöpft, müde, ausgebrannt, aber gleichzeitig voller Hoffnung. Hoffnung, dass es nun endlich vorbei ist. Dass das Kapitel Krebs geschlossen werden kann. Ich wollte wieder zurück ins Leben, raus aus dem Krankenhaus, raus aus diesem endlosen Kreislauf aus Nadeln, Tropfständern, Blutwerten und Nebenwirkungen.

Ich dachte wirklich, das war es jetzt. Ich habe es hinter mir. Ich habe es überstanden. Nach der letzten Chemo sollte nur noch ein Kontrollbild gemacht werden, ein PET-CT, um zu sehen, wie erfolgreich die Behandlung gewesen ist.

Ich weiß noch genau, wie ich mit meinen Eltern im Auto saß, als der Anruf kam. Der Arzt meldete sich direkt. Er sagte, dass das Bild wirklich gut aussähe, fast alles sei verschwunden. Der Tumor habe sich deutlich zurückgebildet, die Lymphknoten seien kaum noch auffällig. Fast. Denn da wäre noch ein winziger Punkt. Ein kleiner Rest, kaum sichtbar. Und dieser Punkt reichte aus, um alles zu ändern. Ich hörte die Worte, aber sie kamen nur gedämpft bei mir an. Als würde jemand unter Wasser mit mir sprechen. „Ein kleiner Punkt ist noch da. Sie müssen zur Protonenbestrahlung nach Dresden. Vierzehn Tage."

Ich konnte nicht glauben, was ich da hörte. Ich war wie erstarrt, als hätte mein Körper den Schock sofort in Starre umgesetzt. Ich sagte nichts, ich dachte nichts, ich war einfach nur leer. Ich war mir so sicher gewesen, dass alles vorbei ist. Ich hatte mich auf diesen Moment gefreut, auf das Aufatmen, auf den Neubeginn. Und jetzt sollte es doch weitergehen? Noch eine neue Therapieform? Noch einmal raus aus allem, was ich kannte, raus aus dem Alltag, den ich mir gerade langsam wieder aufbauen wollte? Ich fühlte mich hilflos. Nicht, weil ich Angst vor der Bestrahlung hatte, sondern weil ich das

Gefühl hatte, dass ich nie wieder die Kontrolle über meinen Körper zurückbekommen würde.

Immer wieder entschieden andere, bestimmte anderes, was als nächstes passiert. Ärzte, Bilder, Punkte auf einem Monitor. Ich konnte nichts dagegen tun. Ich konnte nur mitgehen. Wieder. Dresden. Vier Wochen lang Protonenbestrahlung. Ich wusste nicht viel darüber. Nur, dass es eine gezieltere, schonendere Form der Strahlentherapie war, die besonders bei jungen Menschen eingesetzt wird. Das klang zunächst positiv. Aber ich wollte in diesem Moment einfach nichts mehr.

Es war kein stationärer Aufenthalt in Dresden, kein Einchecken in eine Unterkunft oder eine Klinik. Stattdessen sind wir jeden Tag von zuhause in Markkleeberg nach Dresden gefahren. Morgens früh los, oft im Dunkeln, durch den Berufsverkehr, durch Wind und Regen. Die Fahrt war lang und anstrengend. Für mich war sie wie eine Zwischenwelt.
Ich saß im Auto, schaute aus dem Fenster, hörte Musik oder einfach gar nichts. Manchmal sprach ich kein Wort, manchmal stellte ich Fragen, die niemand beantworten konnte. Ich war nicht krank genug, um im Bett zu liegen, aber auch nicht

gesund genug, um einfach nur Schüler oder Sportler zu sein. Ich war einfach in diesem Dazwischen gefangen.

Die Bestrahlung selbst dauerte nur wenige Minuten. Alles war präzise, schnell, technisch. Ich wurde in Position gebracht und musste stillhalten. Dann war es auch schon vorbei. Körperlich war es nicht schlimm, aber psychisch belastend. Denn jeden Tag aufs Neue erinnerte mich die Fahrt, die Anmeldung, der Ablauf, dass ich eben doch noch nicht durch war. Dass da immer noch dieser Punkt war, der verschwinden muss. Ich glaube, ich war nie so müde, wie in dieser Zeit. Die Fatigue war mein ständiger Begleiter. Schon während der Chemo hatte ich diese bleierne Erschöpfung gespürt. In dieser Phase wurde sie noch einmal intensiver.

Vielleicht lag es daran, dass mein Körper aufgeben wollte. Dass er dachte, es wäre vorbei und nun doch wieder kämpfen musste. Vielleicht auch an den stundenlangen Autofahrten, dem frühen Aufstehen, der ständigen Anspannung. Ich fühlte mich wie auf Reserve geschaltet. Ich funktionierte, alles andere war ausgeschaltet. Zuhause angekommen, fiel ich oft einfach ins Bett. Manchmal schlief ich sofort ein, manchmal lag ich stundenlang wach. Ich hatte das Gefühl, dass mein Kopf ständig rattert, auch wenn ich versuchte, zur Ruhe zu kommen. Ich war müde vom Denken, müde vom Hoffen, müde vor Enttäuschung.

Trotzdem wollte ich nicht aufgeben. Ich wusste, dass ich da durch muss. Dass diese vierzehn Tage wichtig sind. Dass es nur noch ein letzter Schritt ist. Aber dieser letzte Schritt fühlte sich an wie ein Marathon. Ich habe diese Zeit irgendwann einfach hingenommen. Es gab keinen Widerstand mehr in mir, kein inneres Auflehnen. Nur noch das Bedürfnis, es hinter mich zu bringen.

Ich kann mich nicht an viele Gespräche erinnern, die wir in dieser Phase geführt haben. Alles verschwimmt ein bisschen. Ich weiß nur, dass ich viel geschwiegen habe. Nicht, weil ich nichts sagen wollte, sondern weil mir oft die Kraft dazu fehlte. Ich war nicht wütend, nicht traurig, nicht ängstlich, ich war einfach erschöpft. Eine tiefe, bodenlose Erschöpfung, die sich durch nichts vertreiben ließ.

Und doch: Irgendwann war der letzte Tag gekommen. Die letzte Fahrt. Die letzte Bestrahlung. Kein Punkt mehr auf dem Bildschirm. Kein Termin mehr im Kalender. Ich war frei oder zumindest fast. Ich wusste, dass die Angst bleiben wird. Die Angst, dass irgendwann wieder etwas auftaucht. Dass wieder ein Anruf kommt, wieder ein neues Kapitel beginnt. Aber ich habe es geschafft. Ich habe auch das überstanden.

Diese vierzehn Tage haben mich mehr geprägt, als ich gedacht hätte. Nicht, weil sie körperlich so belastend waren, sondern weil sie mir gezeigt haben, wie tief Hoffnung und Enttäuschung miteinander verbunden sind. Ich habe gelernt, dass Rückschläge nicht das Ende bedeuten. Dass man weitergehen kann, auch wenn man glaubt, man hätte keine Kraft mehr. Dass man durchhalten kann, wenn man es nicht für möglich hält. Ich war nicht stolz in dem Moment. Ich war einfach nur dankbar.

Dankbar, dass ich es geschafft habe. Dankbar, dass meine Familie jeden Tag mit mir gefahren ist, ohne zu klagen. Dankbar, dass ich immer jemanden an meiner Seite hatte. Und vielleicht doch auch ein bisschen stolz. Ganz tief drin. Denn ich wusste: Ich hatte einen weiteren Schritt geschafft auf meinem Weg zurück ins Leben. Ich war nicht allein.

Meine Lebensregel

Gib niemals auf – auch wenn es gerade hoffnungslos wirkt

Jeder Kampf hat dunkle Phasen. Auch ich hatte Momente, in denen ich an nichts mehr geglaubt habe, nicht mal an mich selbst.

Was zählt, ist nicht, wie oft du zweifelst, sondern dass du trotzdem weitermachst.

Manchmal ist „einen Tag überstehen“ schon ein Sieg. Und manchmal reicht es, einfach nur nicht aufzugeben.

Ich habe eine Lebensregel aufgeschrieben.
Kannst du damit etwas anfangen?
Welche Lebensregel stellst du dir auf?

Kapitel 7

Wieder draußen – Der lange Weg zurück

Der Tag meiner Entlassung war einer der bewegendsten Momente meiner gesamten Krankheitszeit. Ich erinnere mich noch genau an den Moment, als ich das Krankenhaus verlassen habe. Es war ein komisches Gefühl: Freiheit und Unsicherheit gleichzeitig. Kein Piepen mehr, keine Schwestern, keine Infusionen. Nur noch ich draußen, im echten Leben. Aber auch: draußen ohne den ständigen Schutz. Ich hatte monatelang darauf hingearbeitet, wieder nach Hause zu kommen und jetzt war es endlich so weit. Doch mit der Freude kam auch eine neue Angst. Was würde mich erwarten? Zuhause war alles vertraut und doch plötzlich ganz anders. Mein Zimmer, mein Bett, die Gerüche - alles war wie früher. Und trotzdem fühlte ich mich wie jemand, der neu angekommen ist.

Ich war nicht mehr der, der ich vor der Krankheit gewesen bin. Ich war schwächer, langsamer, ruhiger. Ich war vorsichtiger geworden mit mir selbst, mit meinem Körper. Die ersten Tage waren härter als erwartet. Mein Körper war müde, ausgelaugt. Manchmal schon nach dem Aufstehen. Treppensteigen fühlte sich an, als hörten die Treppen nie auf. Schon nach ein paar Schritten war ich aus der Puste. Ich musste akzeptieren, dass ich bei null anfange. Ich war ein Sportler, aber mein Körper fühlte sich nicht mehr so an. Das war schwer zu ertragen.

Was viele nicht wissen: Auch nach der Entlassung bleibt die Erschöpfung. Ich litt unter chronischer Fatigue. Einer tiefsitzenden, nicht greifbaren Müdigkeit. Egal, wie viel ich schlief, wie ruhig ich mich verhielt, ich fühlte mich oft völlig kraftlos. Mein Körper wollte manchmal einfach nicht so wie mein Kopf. Diese unsichtbare Schwäche war mit das schwierigste.

Ich wollte trainieren, wollte wieder zurück, aber es gab Tage, an denen ich einfach nicht konnte. Aber dann gab es diese kleinen Fortschritte. Ein paar Minuten draußen in der Sonne. Ein Spaziergang bis zur nächsten Straße. Einmal ohne Pause die Treppen geschafft. Es waren Kleinigkeiten, aber für mich waren sie riesengroß. Diese Mini-Erfolge haben mir das Gefühl gegeben, ich kann es schaffen. Ich muss nicht alles sofort schaffen, aber ich kann Stück für Stück zurückkommen.

Natürlich gab es auch Rückschläge. Tage, an denen einfach nichts ging. Tage, an denen ich wütend auf meinen Körper war. An denen ich verzweifelt war, weil ich nicht so konnte, wie ich wollte. Ich musste lernen, geduldig zu sein. Zu akzeptieren, dass Heilung Zeit braucht. Mehr Zeit, als ich manchmal hatte. In dieser Phase spielte auch mein Umfeld eine große Rolle. Meine Eltern gaben mir Rückhalt, auch wenn sie oft nicht wussten, wie sie helfen können. Manchmal reichte schon ein Blick, ein kurzer Satz: „Heute musst du gar nichts leisten."

Meine Freunde wussten nicht immer, wie sie mit mir umgehen sollen. Manche schrieben mir jeden Tag, andere zogen sich zurück, vielleicht aus Unsicherheit. Besonders berührt hat mich ein Gespräch mit einem Freund, der einfach sagte: „Ich habe dich vermisst, nicht weil du krank warst, sondern weil du gefehlt hast." Das war ehrlich, direkt und hat mir gutgetan. Die ersten Treffen mit Freunden waren seltsam. Ich hatte mich verändert, nicht nur körperlich. Auch in meinem

Kopf war alles anders geworden. Manche behandelten mich wie aus Glas. Andere taten so, als wäre nie etwas gewesen. Ich wollte einfach nur normal behandelt werden. Nicht bemitleidet, aber auch nicht ignoriert.

Ehrlich gesagt, wusste ich selbst nicht immer, was ich brauche. Aber ich wusste: Ich will wieder dazugehören. Nicht als der mit der Krankheit, sondern als ich. Auch in der Schule war nicht alles wie früher. Die Rückkehr ins Klassenzimmer fühlte sich wie ein Kulturschock an. Ich war körperlich anwesend, aber innerlich oft woanders. Die Konzentration fiel mir schwer. Ich saß da, hörte den Unterricht, aber mein Kopf war müde. Ich bekam Nachteilsausgleiche, durfte Arbeiten später schreiben.
Was mir wirklich half, war ein Lehrer, der mir sagte: „Mach das in deinem Tempo, das zählt mehr als jede Note."

Irgendwann begann ich wieder an Sport zu denken. Ganz vorsichtig. Ich wusste, dass ich nicht einfach losrennen kann. Aber ich wollte wieder aktiv sein. Ich wollte meinem Körper zeigen, dass ich ihn nicht aufgegeben habe. Also fing ich klein an. Bewegung, Dehnung, leichtes Muskeltraining. Erst unter Aufsicht, dann auch alleine. Manchmal nur zehn Minuten.

Aber es war ein Anfang. Trotz der Müdigkeit, trotz der Unsicherheit, ich machte weiter. Ich wusste: Nur weil ich langsamer bin, bedeutet das nicht, dass ich aufgeben muss.

Ich wollte zurück in mein Team. Also habe ich langsam wieder mit dem Training bei meiner alten Mannschaft angefangen. Dort, wo ich vor dem Krankenhaus gespielt hatte. Zunächst nur ein- bis zweimal pro Woche. Locker einsteigen, kein Druck. Einfach wieder Teil sein, wieder die Atmosphäre spüren. Alles war ungewohnt: das Tempo, die Stimmen, die Dynamik. Aber es war auch vertraut. Ich gehörte wieder dazu. Meine Freunde verhielten sich, als wäre nichts gewesen und freuten sich einfach, wieder mit mir auf dem Platz zu stehen.

Gleichzeitig bekam ich Unterstützung von meinem Trainer aus dem Krankenhaus. Der mich schon während meiner Reha begleitet hatte. Er kannte meine Geschichte, meine Schwächen, meine Ziele. Mit ihm machte ich Einzeltraining. Wir arbeiteten gezielt an meinen Defiziten: Beinkraft, Ausdauer, Stabilität. Es ging nicht darum, direkt wieder stark zu sein, sondern darum, Schritt für Schritt Vertrauen in meinen Körper zurückzugewinnen. Ich entwickelte kleine Rituale, die mir Halt gaben.

Jeden Morgen startete ich mit zwei Minuten Atemübung. Einfach ruhig sitzen, ein- und ausatmen, ankommen. Vor dem Training schrieb ich drei Dinge auf, für die ich dankbar war. Selbst, wenn es nur „ich bin wach“, „die Sonne scheint“ oder „ich habe 30 Minuten geschafft“ waren. Diese Routinen machten mich stabiler, innerlich ruhiger. Ich begann, mich meinem Körper gegenüber anders zu verhalten. Früher war er Mittel zum Zweck: schnell, stark, leistungsfähig. Jetzt war er mein Partner: verletzlich, aber zuverlässig. Ich begann, ihn nicht mehr zu bestrafen, sondern zu unterstützen.

Auch diese Phase war herausfordernd. Andere in meinem Alter waren schon bei 100 Prozent. Ich war noch bei 30, vielleicht 40. Aber ich lernte immer wieder, mich mit niemandem zu vergleichen. Mein Tempo war mein Tempo. Jeder Fortschritt ein Sieg. Nach einigen Monaten war es dann so weit: Mein erstes Spiel stand an. Ich durfte mitspielen, allerdings nur 20 bis 30 Minuten.
Das war für mich vollkommen okay.

Schon beim Aufwärmen hatte ich Gänsehaut. Ich spürte jeden Atemzug, jedes Klatschen gegen den Ball so intensiv wie nie zuvor. Als ich eingewechselt wurde, war ich aufgeregt, aber innerlich auch ruhig. Ich war dankbar. Diese Minuten bedeuteten für mich mehr als jedes Spiel vor der Krankheit. Sie waren der Beweis: Ich bin zurück. Nicht wie früher, sondern auf meine Weise. Nach dem Spiel war ich erschöpft. Körperlich am Limit. Aber so stolz wie nie zuvor. Ich hatte es geschafft, hatte mich durchgebissen, hatte nicht aufgegeben. Dieser Tag war mehr als ein Comeback. Er war ein Symbol. Für meinen Willen. Für meine Geduld. Für meinen Weg.

Diese Zeit hat mich verändert. Ich habe gelernt, was es heißt, sich selbst neu kennenzulernen. Ich habe gelernt, was Geduld wirklich bedeutet. Was es bedeutet, sich selbst nicht aufzugeben, auch wenn alles dagegen spricht. Mein Weg war nicht einfach, nicht gerade, nicht immer logisch. Aber er war meiner. Ich bin ihn gegangen. Mit jedem Schritt, jeder Trainingseinheit, jedem kleinen Fortschritt bin ich stärker geworden. Nicht nur körperlich, vor allem innerlich.
Genau das war der Anfang meines Comebacks. Es war ein Schritt, nicht zurück in mein altes Leben, sondern nach vorn in ein neues. Ich hatte diesen Moment monatelang im Kopf

durchgespielt. Trotzdem fühlte er sich nun ganz anders an. Nicht wie ein Höhepunkt, sondern wie ein Startschuss. Ich war wieder auf dem Platz. Ich war Teil des Spiels. Aber jetzt begann ein anderes Spiel: das mit mir selbst.

In den Wochen nach meinem ersten Einsatz merkte ich, wie viel noch vor mir lag. Nicht, weil ich schwach war, sondern weil ich ehrlich zu mir selbst wurde. Ich wusste, dass ich nicht einfach zurückgehen konnte in das Vorher. Ich musste lernen, in kleinen Etappen zu denken. Nicht mehr in Saison, Startelf oder Durchbruch, sondern in „Heute war besser als gestern“. Ich fing an, Fortschritt anders zu definieren. Ein neuer Rhythmus entstand: Training, Regeneration, Schule, Schlaf. Aber vor allem: Ich beobachtete meinen Körper. Ich hörte genauer hin. Ich achtete auf jedes Zeichen, ob gut oder schlecht. Ich lernte, meine Energie einzuteilen wie ein Profi, obwohl ich körperlich noch unendlich weit entfernt war. Es ging darum, klug zu trainieren, nicht hart um jeden Preis. Das war vielleicht das Reifste, was mir diese Zeit beigebracht hat.

Einmal versuchte ich, mich zu sehr zu pushen. Ich war frustriert, weil ein Trainingstag schlecht lief und wollte es mir selbst beweisen. Am nächsten Tag lag ich flach.

Kraftlos, überfordert, enttäuscht. Mein Körper zeigte mir die Grenzen auf. Das war hart. Aber ich habe daraus gelernt: Stärke zeigt sich nicht im „Immer mehr", sondern im „Ich kenne mein Limit und respektiere es".

Während andere in meinem Alter nach dem Training noch zocken gehen, war ich oft einfach froh auf dem Sofa zu liegen. Nicht aus Faulheit, sondern weil mein Akku leer war. Das war nicht immer leicht zu erklären. Aber ich hörte auf, mich zu rechtfertigen. Ich musste niemandem beweisen, dass mein Tempo ein anderes ist. Denn ich war da und das allein war für mich schon ein Sieg.

Das Schöne war: Ich wurde geduldiger mit mir. Ich fing an, mich selbst anders zu sehen. Nicht mehr als den Spieler, der zurück will, sondern als den Menschen, der gerade wächst. Ich erkannte, dass Rückkehr nicht heißt, wieder der alte Leon zu sein. Ich bin für mich selbst verantwortlich. Für meinen Weg. Ich fing an, mir neue Ziele zu setzen. Klein, aber klar. Zum Ball einen besseren Kontakt. Gleich zu Beginn. Sauberer Pass. 90 Minuten durchhalten, irgendwann. Das gab mir Fokus. Ich arbeitete leise, aber entschlossen. Anders als früher.

In dieser Phase verstand ich, wie wichtig es ist, nicht nur körperlich, sondern auch mental stark zu sein. Ich begann, mir selbst mehr zu vertrauen. Nicht, weil alles leicht wurde, sondern weil ich wusste, dass ich alles schaffen kann, wenn ich es wirklich will. Dieser Gedanke war der größte Fortschritt von allen.

Meine Lebensregel

Stärke heißt nicht, keine Angst zu haben, sondern trotz Angst weiterzumachen.

Ich war oft unsicher, hatte Angst vor dem, was noch kommt. Doch ich habe gelernt, dass Mut nicht bedeutet, keine Angst zu haben.

Es bedeutet, nicht stehen zu bleiben. Schritt für Schritt, auch wenn das Herz zittert.

Was tust du, wenn sich die Angst riesig vor dir aufbaut und nicht verschwinden will?

Kapitel 8

Comeback – Der Wechsel zu Lok Leipzig

Im Januar 2025 ging für mich eine neue Tür auf. Mein Einzeltrainer, mit dem ich schon seit längerer Zeit arbeitete, schlug mir etwas Besonderes vor: ein Neuroathletiktraining bei Lok Leipzig. Er kannte den Cheftrainer der U16 von Lok. Dieser Vorschlag traf mich mitten ins Herz. Ich war neugierig, aber auch vorsichtig. Ich hatte gerade erst mein erstes Spiel nach der Krankheit hinter mir und mein Körper war noch nicht wieder ganz der Alte. Doch mein Trainer kannte mich. Er wusste, wie sehr ich brenne.

Neuroathletiktraining. Ein Wort, das ich vorher kaum gehört hatte. Ich wusste nicht genau, was mich erwartet. Aber ich vertraute ihm. Er erklärte mir, dass es darum geht, das Zu-

sammenspiel von Gehirn, Nervensystem und Bewegung zu verbessern. Also nicht nur körperlich, sondern auch mental gezielt zu trainieren. Und es war wieder Einzeltraining.
Das gefiel mir, weil ich mich da voll auf mich konzentrieren konnte. Also entschied ich mich, das Angebot anzunehmen. Noch wusste ich nicht, wie sehr dieser Schritt mein Leben verändern wird.

Die ersten Einheiten waren ungewohnt. Ich lernte neue Übungen kennen, arbeitete mit ganz anderen Reizen. Plötzlich standen nicht mehr nur Kraft oder Ausdauer im Vordergrund, sondern Balance, Koordination, Reaktion.
Ich übte, auf einem Bein zu stehen, während ich gleichzeitig ein Ball fing, folgte mit den Augen einem Stift, um meine Wahrnehmung zu schulen. Alles fühlte sich neu an, fordernd aber auch unglaublich spannend. Ich merkte, dass mehr in mir steckt, als ich dachte.
Nach einigen Neuroathletik-Einheiten sprach mich der Trainer an. Er war beeindruckt. Wie ich mitarbeite, wie ich fokussiert bin. Dann kam dieser Satz, den ich nie vergessen werde: „Ich würde dich gern mal ins Mannschaftstraining holen."

Dieser Moment war riesig für mich. Ich sollte bei der U16 von Lok Leipzig trainieren. Bei einem Verein, der auf einem ganz anderen Niveau unterwegs war. Natürlich war ich aufgeregt. Aber ich fühlte mich bereit. Ich wollte wissen, wie weit ich bin. Das erste Mannschaftstraining war intensiv. Höheres Tempo, neue Mitspieler, andere Ansprüche. Aber es war genau das, was ich wollte. Ich versuchte ruhig zu bleiben, mein Spiel zu machen. Selbstbewusst, mutig, sauber.

Nach dem Training war ich erschöpft, aber zufrieden. Ich hatte das Gefühl, dass ich mich zeigen kann. Auch die Rückmeldungen waren positiv. Ich durfte ein zweites Mal kommen. Und ein drittes und ein viertes Mal. In jedem Training versuchte ich mein Bestes zu geben. Ich wusste, ich war noch nicht auf dem höchsten Level, aber ich war näher dran als je zuvor. Ich spielte mutig, bewegte mich gut, blieb konzentriert im Spiel.

Nach dem vierten Training bat mich der Trainer zum Gespräch. Er meinte, er hätte gesehen, was ich mitbringe. Dass ich jemand bin, der kämpfen kann, der sich einfügt, der Talent und Willen hat. Dann sagte er: „Wenn du willst, kannst du zu uns wechseln."
Ich war kurz sprachlos. Das war der Moment, den ich mir Monate zuvor im Krankenhaus ausgemalt hatte. Damals, als

ich voller Schläuche im Bett lag und kaum aufstehen konnte, hatte ich mir gesagt: Ich werde irgendwann bei einem besseren Verein spielen. Jetzt war dieser Moment da. Ich erinnerte mich genau an dieses Bild von damals. Ganz genau stand es wieder vor meinem Auge. Es war, als hätte sich der Kreis geschlossen. Nur, dass ich damals keine Ahnung hatte, wie schwer dieser Weg wirklich werden würde.

Ich wusste aber schon, dass diese Entscheidung nicht leicht ist. Denn mit dem Wechsel ließ ich meine alte Mannschaft zurück. Jungs, mit denen ich durch Höhen und Tiefen gegangen war. Trainer, die mich getragen und begleitet hatten.
Ich dachte lange nach. Und ich sprach mit meinem alten Trainer offen und ehrlich. Ich erklärte ihm, was mir dieser Schritt bedeutet. Dass es keine Entscheidung gegen ihn ist, sondern mein Weg. Für meine Entwicklung. Er hat mich verstanden. Das war nicht selbstverständlich. Er wünschte mir alles Gute und sagte, er sei stolz auf mich. Das hat mich sehr berührt. Ohne ihn wäre ich nie an diesen Punkt gekommen. Ich war dankbar für jedes Training, jede Kritik, jede Unterstützung.

Der Abschied fiel mir schwer. Ich hatte in diesem Team Freunde gefunden. Menschen, die mir in meiner schwersten

Zeit nicht den Rücken gekehrt hatten. Ich wusste, dass ich sie vermissen werde und sie mich vielleicht auch. Aber ich spürte auch: Jetzt beginnt ein neues Kapitel. Und dieses Kapitel war wichtig für mich.

Bei Lok Leipzig war alles etwas größer, schneller, strukturierter. Die Abläufe klar, das Niveau hoch. Im Training wurden die Bälle viel schneller gespielt, oft nur mit einem Kontakt, und das Umschalten musste sofort funktionieren. Dazu kamen Sprints auf Zeit und intensive Passübungen, bei denen jeder Fehler sofort auffiel.
Ich war an einem Ort angekommen, der mich forderte. Die Mannschaft nahm mich gut auf. Ich fühlte mich schnell wohl, fand meinen Platz. Auch wenn ich wusste, dass ich mich jeden Tag beweisen muss, hatte ich das Gefühl: Hier gehöre ich hin.

Das Training war intensiv. Taktik, Technik, Tempo. Ich lernte viel, wurde immer wieder herausgefordert. Ich nahm alles mit, saugte jede Info auf. Und ich merkte: Ich konnte mithalten. Ich setzte mir neue Ziele. Klein, aber konkret. Ich wollte konstanter werden, spielintelligenter, explosiver. Ich arbeitete an meiner Beinarbeit, an meiner Wahrnehmung, an meinem

Entscheidungsverhalten. Auch mental tat sich viel. Ich begann, mit Druck besser umzugehen. Kam ein Pass nicht an, suchte ich den nächsten. Nicht jeder Tag war leicht. Aber ich hatte gelernt: Stärke bedeutet nicht, alles zu können, sondern weiterzumachen, auch wenn es schwer ist. Mich hat dieser innere Wille angetrieben. Nicht, um irgendwem etwas zu beweisen. Sondern weil ich wusste, was in mir steckt. Weil ich wusste, wie viel ich investiert habe, um überhaupt wieder spielen zu können.

Ich wurde ruhiger, konzentrierter und gleichzeitig offener für Neues. Ich lernte, Kritik besser anzunehmen, an Details zu arbeiten, mich noch besser zu organisieren - auf dem Platz und im Alltag. Mit der Zeit wurde ich auch im Team ernster genommen.
Anfangs war ich noch der Neue, der Junge, der gerade erst zurückgekehrt ist. Aber ich zeigte durch mein Verhalten, dass ich nicht nur dankbar bin, hier zu sein, sondern dass ich bereit bin, Verantwortung zu übernehmen. Ich half im Training, wenn jemand fehlte, war immer früh da, hörte aufmerksam zu. Ich wusste, dass ich mich nicht über Worte beweisen muss, sondern durch Taten. Diese Haltung fiel nicht nur dem Trainer, sondern auch den Mitspielern auf.

Natürlich gab es auch schwierige Phasen. Wochen, in denen mein Körper müder war, in denen die Fatigue wieder durchkam, in denen ich langsamer reagierte. Aber ich hatte gelernt damit umzugehen. Statt zu verzweifeln, akzeptierte ich es und arbeitete trotzdem weiter.
Ich wurde gut darin, ehrlich zu mir selbst zu sein. Ich wusste: Ich muss nicht jeden Tag überperformen. Ich muss nur jeden Tag da sein, konzentriert bleiben, lernen. Dieser Fokus half mir, mich Stück für Stück zu steigern.

Besonders erinnere ich mich an ein Testspiel, bei dem ich in der zweiten Hälfte eingewechselt wurde. Ich war ruhig, aber innerlich angespannt. Doch ich spielte solide, machte meine Aktionen sauber, blieb präsent. Nach dem Spiel klopfte mir der Trainer auf die Schulter und sagte: „Gute Entwicklung." Solche Sätze gaben mir Auftrieb. Denn sie kamen nicht aus Mitleid, sondern aus echtem Respekt für das, was ich zeigte. Ich merkte: Ich war nicht mehr der, der einfach wieder reinkommen will. Ich war mittendrin. Ich war ein Teil.

Und so geht mein Weg weiter. Nicht als Wunderkind, nicht als Held, sondern als einer, der nicht aufgibt. Der für seine Ziele arbeitet. Lok Leipzig ist mein nächstes Kapitel. Es fühlt sich an, als wäre ich genau zur richtigen Zeit am richtigen Ort. Wenn ich heute an alles zurückdenke - an die Diagnose, die Krankenhauszeit, die unzähligen Stunden Einzeltraining, das Verwirklichen meiner Träume – dann weiß ich: Nichts davon war umsonst.

Jeder Rückschlag, jede Müdigkeit, jede Träne hat mich genau hierhergeführt. Ich habe nicht nur gelernt, wie man wieder spielt. Ich habe gelernt, wie man kämpft, wie man durchhält und wie man wächst. Dafür bin ich dankbar.

Was ich alles vermisst habe …

- *Richtiges, selbstgekochtes Essen*

  Frisches Essen mit echten Zutaten, gewürzt wie zu Hause. Kein Plastikgeschmack. Kein Krankenhaus-Tablett.

- *Fußball auf echtem Rasen*

  Mit Stollenschuhen laufen, das Spiel spüren, gemeinsam kämpfen. Keine Vorstellung im Kopf, sondern echtes Spiel auf dem Feld.

- *Meine Freunde*

  Nicht nur über WhatsApp, sondern live. An der Seitenlinie, beim Zocken, beim Blödsinn machen.

- *Die Schule*

  Nicht den Stoff, sondern das Gefühl, Teil des Alltags zu sein. In der Pause stehen, lachen, reden. Ganz normal.

- *Freiheit*

  Rausgehen, wann ich will. Ohne Plan, ohne Zeitdruck, ohne Erlaubnis. Einfach loslaufen.

- *Bewegung ohne Begrenzung*

  Rennen bis die Lunge brennt. Fußball spielen, ohne auf den Zugang zu achten. Einfach Körper sein dürfen.

- *Frische Luft*

  Nicht gefiltert, nicht durch ein Fenster. Sondern draußen, in der Sonne, im Wind. Echt atmen.

- *Stille, wenn ich sie will*

  Kein Maschinenpiepen, keine Visite, keine nächtlichen Geräusche. Sondern Ruhe, die ich selbst wähle.

- *Spontan sein*

  Pläne machen, die fünf Minuten vorher noch nicht da waren. Ohne Kontrolle. Ohne Rücksprache.

- *Mein eigenes Bett*

  Weich, vertraut, ohne Knöpfe. Mit meiner Decke, meinem Kopfkissen, meinem Rhythmus.

- *Mein Team*

  Mittrainieren, lachen, sich verbessern. Ein Teil sein. Nicht der, der fehlt.

- *Einfach mal nichts tun, weil ich es will*

  Nicht, weil ich müde bin oder muss. Sondern weil ich frei bin, Pause zu machen.

- *Alltag*

  Ganz normale Tage. Ohne Ausnahmezustand. Ohne Angst. Mit Langeweile, Stress und Leben.

- *Ich selbst sein – ohne Krankheit*

  Nicht „der mit Krebs". Nicht „der Kämpfer". Einfach Leon. Einfach ich.

Brief an mein Zukunfts-Ich

Hallo Leon,

hier schreibt dir jemand aus der Zukunft. Jemand, der weiß, was du durchmachen wirst und der dir sagen kann: Du wirst es schaffen. In der ersten Zeit im Krankenhaus wirst du dich sehr fremd fühlen. Alles um dich herum wird anders sein. Die Geräusche, die Gerüche, die Menschen – nichts wird mehr so sein wie vorher. Du wirst neue Abläufe kennenlernen, Medikamente, Infusionen, Untersuchungen. Und du wirst Dinge erleben, die du dir nie hättest vorstellen können. Aber ich verspreche dir: Du wirst daran wachsen. Du wirst Menschen begegnen, die dir viel beibringen: Ärztinnen, Pfleger, deine Familie, andere Patienten. Einige von ihnen wirst du nie vergessen. Nicht jeder Tag wird der schlimmste sein, aber auch nicht jeder der beste. Es wird Tage geben, die vergehen wie im Flug und andere, die sich ziehen wie Kaugummi. Es wird gute Nachrichten geben und welche, auf die du lieber verzichtet hättest. Aber du wirst lernen, damit umzugehen. Ich sag dir, wie es ist: Du wirst stärker. Nicht sofort. Aber mit jedem Tag ein kleines bisschen mehr. Du wirst Seiten an dir entdecken, von denen du heute noch gar nichts weißt. Du wirst lernen, was Geduld bedeutet. Du wirst lernen, zu kämpfen. Und du wirst erkennen, dass du viel mehr schaffen kannst, als du glaubst. Vertrau dem Prozess. Auch wenn du nicht immer verstehst, wohin er führt. Auch wenn es Phasen gibt, in denen du einfach nur willst, dass alles vorbei ist. Diese Phasen gehören zu deinem Weg. Und sie machen dich zu dem, der du sein wirst. Du wirst nicht zerbrechen. Du wirst aufstehen. Immer wieder. Nach deiner Krankenhauszeit wirst du genau das tun, wovon du jetzt vielleicht nur träumst. Du wirst wieder Fußball spielen. Du wirst besser werden als zuvor. Du wirst deine Träume nicht nur träumen, sondern leben. Und du wirst genau an dem Punkt, an dem du heute aufgeben willst, weitergehen. Du wirst nicht stehen bleiben. Weil du jemand bist, der nicht aufgibt.

Vielleicht willst du manchmal vorspulen, all das überspringen, was wehtut. Aber genau diese Kapitel werden dich verändern - körperlich, mental, menschlich. Und irgendwann wirst du verstehen, warum sie wichtig waren. Du wirst lernen dankbar zu sein: für jedes Lächeln, jede Umarmung, jedes gute Gespräch. Für die kleinen Dinge, die früher selbstverständlich waren. Glaub an dich. Immer. Und vergiss nie, wofür du kämpfst.

Dein Zukunfts-Ich

Meine Lebensregel

Du bist nicht deine Diagnose.

Krankheit definiert dich nicht. Du bist mehr als deine Werte, deine Akte oder dein Zustand.

Ich musste mir selbst immer wieder sagen:
Ich bin Leon.

Ich bin nicht nur Patient, ich bin Mensch,
ich bin Kämpfer, ich bin Träumer.

Wer bist du?

Vielleicht findest du Fotos, die dich zeigen, wie du morgen wieder sein wirst.

Mentaltechniken

Während meiner Erkrankung und in der Zeit danach habe ich viel Zeit mit mir selbst verbracht. In dieser Phase fing ich an, mir über YouTube Mentaltechniken anzuschauen und selbst zu üben.
Sie haben mir in dieser schweren Zeit sehr geholfen und mich Stück für Stück weitergebracht. Auf den folgenden Seiten habe ich zusammengefasst, welche Übungen mich besonders vorangebracht haben.

Perspektivwechsel – raus aus dem Gedankenkarussell

Wofür ist das gut?

Manchmal drehen sich Gedanken im Kreis. Diese Technik hilft dir, innerlich Abstand zu gewinnen. Du bekommst Klarheit – ohne die Situation ändern zu müssen.

Wann solltest du sie anwenden?

- wenn du überfordert bist
- bei schwierigen Entscheidungen
- wenn du dich in Sorgen oder Schuld verhedderst

So funktioniert es – Schritt für Schritt

1. Nimm deine Gedanken wahr.
Was beschäftigt dich? Versuch es in einem Satz zu fassen – ehrlich, ohne Bewertung.

2. Stell dir vor, ein guter Freund hätte genau diesen Gedanken.
Was würdest du ihm sagen? Wie würdest du ihn unterstützen?

3. Wechsle die Perspektive.
Du bist der Freund und hörst dir selbst zu. Nimm die gleichen Worte für dich an.

4. Schreib es auf (wenn möglich).
Oft hilft es, Gedanken von außen zu sehen. Es wirkt klarer, ruhiger, strukturierter.

5. Frag dich zum Schluss:
Was brauche ich jetzt wirklich – in diesem Moment?

Ankern – Stärke abrufen auf Knopfdruck

Wofür ist das gut?

Ankern hilft dir, positive Gefühle wie Mut, Ruhe, Fokus jederzeit auf Knopfdruck wieder abrufen zu können. Du speicherst einen starken Moment innerlich ab und verbindest ihn mit einer kleinen Geste oder Bewegung.

Wann solltest du sie anwenden?

- vor einem schwierigen Moment (z. B. Spiel, Untersuchung, Gespräch)
- wenn du nervös, ängstlich oder überfordert bist
- wenn du Motivation brauchst

So funktioniert es – Schritt für Schritt

1. Erinnere dich an einen starken Moment.

Ein Moment, in dem du mutig warst, glücklich, kraftvoll oder ruhig.

Mach die Augen zu und geh genau in diesen Moment zurück. Spür ihn nochmal richtig.

2. Verstärke das Gefühl.

Was hast du damals gesehen, gehört, gespürt? Lass das Gefühl in dir größer werden, als würde es deinen ganzen Körper ausfüllen.

3. Wähle einen Anker.

Eine kleine, unauffällige Bewegung z.B. Daumen und Zeigefinger zusammendrücken, Faust machen, Hand aufs Herz legen.

4. Setze den Anker.

Mach diese Geste ganz bewusst, während du im starken Gefühl bist. Wiederhole sie ein paar Mal – so verknüpft dein Gehirn die Bewegung mit dem Gefühl.

5. Rufe den Anker ab.

Immer wenn du Mut brauchst, mach die gleiche Geste wieder und erinnere dich an deinen starken Moment. Dein Körper erinnert sich.

Meine Lebensregel

Vergiss nie, wofür du kämpfst.

An schlechten Tagen hilft es, sich zu erinnern, warum man angefangen hat. Für mich war es der Fußball, meine Familie, mein Traum.

Wenn du dein Warum kennst, findest du auch ein Wie.

Du weißt noch nicht, wofür du kämpfst?

Ich weiß, dass man etwas Zeit brauchst, sich zu erinnern.
Schau in das Regal in deinem Zimmer. Bestimmt stehen dort kleine Figuren, Bilder, Kleinkram - alles Dinge, von denen du dich nicht trennen willst.
Vielleicht findest du, für das es sich lohnt, zu kämpfen.

Atemfokus – innere Ruhe in wenigen Minuten

Wofür ist das gut?

Der Atemfokus hilft dir, dich in stressigen Momenten zu beruhigen. Wenn alles laut wird innerlich oder äußerlich, bringt diese Technik dich zurück zu dir. Klarheit, Ruhe, Fokus.

Wann solltest du sie anwenden?

- vor Untersuchungen oder Gesprächen
- bei Angst, Stress oder Reizüberflutung
- wenn du deinen Kopf sortieren willst

So funktioniert es – Schritt für Schritt

1. Finde einen ruhigen Moment.
Setz dich aufrecht oder leg dich bequem hin. Schließe die Augen, wenn du willst.

2. Atme tief durch die Nase ein – langsam bis vier zählen. Spüre, wie sich dein Bauch hebt.

3. Halte den Atem kurz an – zähle innerlich bis zwei.

4. Atme langsam durch den Mund aus – zähle bis sechs. Lass dabei alles los – Gedanken, Anspannung, Druck.

5. Wiederhole den Rhythmus.
Mach das für ein bis drei Minuten. Dein Körper signalisiert dir: Alles ist in Ordnung.

6. Konzentriere dich nur auf den Atem.
Wenn Gedanken kommen – das ist okay. Bring deinen Fokus sanft zurück zur Atmung.

Meine Lebensregel

Jeder Schritt zählt – auch der kleinste.

Fortschritt sieht nicht immer spektakulär aus. Manchmal ist es nur ein Lächeln mehr, eine Stunde ohne Schmerzen, ein klarer Gedanke.

Ich habe gelernt: Es zählt. Alles zählt.

… und jetzt du:

Schreibst du deinen kleinsten Schritt für heute auf diese Seite?

Positive Selbstgespräche
(auch bekannt als: „Self-Talk“ oder innere Dialoge)

Wofür sind sie gut?

Deine Gedanken beeinflussen, wie du dich fühlst und wie du handelst. Mit positiven Selbstgesprächen kannst du Zweifel leiser machen und Mut, Fokus und Motivation stärken.

Wann solltest du sie anwenden?

- vor schwierigen Situationen (z. B. Untersuchung, Spiel, Gespräch)
- wenn du dich unsicher fühlst oder Angst hast
- morgens, um den Tag gut zu starten
- abends, um den Tag positiv abzuschließen

So funktioniert es – Schritt für Schritt

1. Erkenne deine negativen Gedanken.
Beispiel: „Ich schaff das eh nicht“, „Alle sind besser“, „Ich bin zu schwach“.

2. Stoppe sie bewusst.

Sage in Gedanken (oder leise): „Stopp. Das ist nicht die Wahrheit."

3. Formuliere einen positiven Satz.

Aus „Ich bin zu schwach" wird „Ich wachse mit jeder Herausforderung".

Aus „Ich kann das nicht" wird „Ich gebe mein Bestes und das reicht."

4. Wiederhole deinen positiven Satz.

Laut, leise oder innerlich. Mehrmals. Täglich. Immer wieder.

5. Verknüpfe es mit einem Ritual.

Sag deinen Satz z.B. beim Zähneputzen, vor dem Training oder im Bett. So wird er ein Teil von dir.

Meine Lebensregel

Zulassen ist kein Aufgeben.

Ich dachte lange, Schwäche zeigen, heißt verlieren.
Aber irgendwann merkte ich: Wer Gefühle zeigt, verliert nicht. Er gewinnt an Echtheit.
Es ist okay, nicht okay zu sein.

Deshalb sage ich dir heute:

Lass diese Seite einfach leer.
Das ist okay.

Danke …

dass du mein Buch gelesen hast. Vielleicht hast du es gekauft, weil du mich kennst. Vielleicht aber auch, weil du selbst gerade durch eine schwere Zeit gehst oder jemanden begleitest, der kämpft. Ich möchte dir von Herzen danken für deine Zeit, dein Interesse und deine Unterstützung.

Dieses Buch ist nicht nur meine Geschichte, sondern auch ein Zeichen dafür, dass wir alle Herausforderungen überstehen können. Jeder auf seine Weise.

Zuerst möchte ich mich von ganzem Herzen bei meinen Eltern und meiner Schwester Emma bedanken. Ihr wart in den schwersten Zeiten immer an meiner Seite, habt mich getragen, gestärkt und nie aufgegeben – selbst dann nicht, wenn ich selbst kurz davor war. Ohne euch hätte ich diesen Weg nicht geschafft. Ein besonderes Dankeschön geht auch an meine Omas und Opas. Ihr wart immer da, sei es mit leckerem Essen, Fahrdiensten oder einfach einem offenen Ohr. Danke auch an alle weiteren Familienmitglieder, die uns in dieser Zeit begleitet und gestärkt haben. Mein Dank gilt außerdem unseren Bekannten, die für uns da waren, sowie meinen Freunden aus der Schule und vom Fußball. Ihr habt mir gezeigt, dass ich niemals allein bin.

Ein herzliches Dankeschön geht an meine Schule, dem DPFA Regenbogen Gymnasium Zwenkau. Ihr gebt mir bis heute Rückhalt und unterstützt mich, meinen Weg weiterzugehen.

Ein besonderes Dankeschön gilt auch meinen Trainern und Fußballvereinen, Kickers 94 Markkleeberg, JFV Neuseenland und 1. FC Lok Leipzig, die mir nicht nur sportlich, sondern auch menschlich so viel mitgegeben haben.

In dieser Zeit durfte ich von vielen Menschen lernen: Disziplin, Vertrauen, Zusammenhalt und Hoffnung.

Ein besonderer Dank geht an Alexander Sekora, der mich bis heute begleitet und mir neue Wege gezeigt hat, Wege, die mir geholfen haben, wieder Vertrauen in meinen Körper und in mich selbst zu finden.

Und nochmal ein ganz großes Dankeschön an Frau Dr. Wendt, Dr. Fischer und das gesamte Ärzteteam der Kinderonkologie der Uni Leipzig, an das Pflegepersonal, die Therapeuten und das Team der Elternhilfe für krebskranke Kinder Leipzig.

Mein besonderer Dank gilt Markus Wulftange, der mich seit meiner Erkrankung als Sporttherapeut begleitet und wieder aufgebaut hat.

Wir beide haben Fußball im Herzen und genau das hat uns verbunden. Durch ihn hatte ich jemanden an meiner Seite, der mich und meine Leidenschaft wirklich verstanden hat.

Ebenso danke ich unserem Familienfreund Prof. Dr. med. Hans-Jürgen Seyfarth, der uns von Anfang an begleitet und unterstützt hat.

Zum Schluss bedanke ich mich bei Peggy Patzschke und allen, die mich bei meinem Buch-Projekt unterstützt haben.

Falls ihr euch da draußen manchmal allein fühlt, denkt daran: Ihr seid es nicht. Haltet durch.
Ich hoffe, ihr konntet etwas mitnehmen: Hoffnung, Stärke oder einfach das Gefühl, verstanden zu werden. Danke, dass ihr mich auf diesem Weg begleitet habt. Das bedeutet mir mehr, als ihr vielleicht denkt.

Außerdem denkt immer daran: „Gesundheit ist nicht alles, aber ohne Gesundheit ist alles nichts.“ *(Arthur Schopenhauer)*

Meine Lebensregel

Du musst niemandem etwas beweisen – nur dir selbst.

Lange wollte ich allen zeigen, dass ich stark bin. Aber am Ende zählt nur, was du über dich selbst denkst.
Sei stolz auf dich.
Du kämpfst nicht, weil andere es sehen.

Meine Lebensregel

Nein, ich habe mich nicht verschrieben. Es ist so wichtig, dass ich es wiederholen möchte.
Für dich:

Du musst niemandem etwas beweisen – nur dir selbst.

Lange wollte ich allen zeigen, dass ich stark bin. Aber am Ende zählt nur, was du über dich selbst denkst.
Sei stolz auf dich.
Du kämpfst nicht, weil andere es sehen.

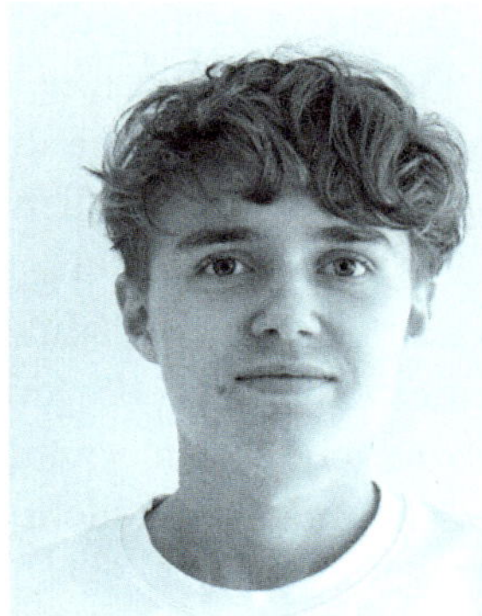

Leon Gabriel Riedel

Leon Gabriel Riedel wurde am 7. Februar 2009 in Borna geboren und besucht derzeit (2025) die 11. Klasse des DPFA-Regenbogen-Gymnasiums in Zwenkau, nachdem er die 10. Klasse erfolgreich abgeschlossen hat. Seit 2013 ist Leon leidenschaftlicher Fußballer. Seine bisherigen Stationen umfassen die Kickers Markkleeberg, den JFV Neuseenland und seit Januar 2025 den 1. FC Lokomotive Leipzig.
Im Juni 2023 erhielt Leon die Diagnose Lymphdrüsenkrebs, eine schwere Zeit, die er mit bemerkenswerter Stärke und Zuversicht gemeistert hat. In seinem Buch schildert er eindrucksvoll, wie er Schritt für Schritt zurück ins Leben fand. Seine Geschichte macht Mut und spendet Kraft, nicht nur Betroffenen, sondern allen, die vor Herausforderungen stehen.

Im Internet kann man Leon folgen unter:

Instagram:	leon09_official
TikTok:	@Leon_r2009
YouTube:	@Leon_r2009

Info@leonriedel.de
www.leonriedel.de

Die Deutsche Nationalbibliothek verzeichnet diese Publikation in der Deutschen Nationalbibliografie; detaillierte bibliografische Daten sind im Internet abrufbar über: http://dnb.dnb.de

Impressum

2. Auflage 2026

Verlag Tasten & Typen
Auestraße 7
D-99891 Bad Tabarz

Coverdesign: Irene Repp (DaylinArt)
Bildrechte Cover: © Leon Gabriel Riedel
Porträtfoto Cover: © Privat: Leon Gabriel Riedel
Fotos Bildteile: © Privat Leon Gabriel Riedel und Elternhilfe Leipzig e.V.
Zeichnung Cover: © Katrin Kirmse

Druck und Bindung: Gedruckt in der EU

ISBN 978-3-945605-55-4